하루 800칼로리
초고속 다이어트

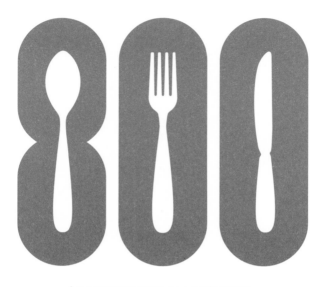

쉽고 빠르게 몸의 시스템을 바꾸는

하루 800칼로리
초고속 다이어트

마이클 모슬리 박사 지음 | 정미화 옮김

위즈덤하우스

서문

2012년 나는 저널리스트 미미 스펜서(Mimi Spencer)와 함께 《간헐적 단식법(The Fast Diet)》이라는 책을 썼다. 이 책에서 우리는 당시 아주 참신한 다이어트 방식이었던 '간헐적 단식'의 원리와 건강상의 이점을 설명했다.

《간헐적 단식법》에서는 다양한 방식의 단식을 다루었지만, 그중 내가 중점을 뒀던 것은 '5:2 단식'이라고 부른 단식법이었다. 일반 다이어트를 할 때처럼 하루 칼로리 섭취량을 매일 줄이는 것이 아니라 일주일 중 이틀 동안에만 남성은 600칼로리, 여성은 500칼로리로 줄이고 나머지 닷새는 평소대로 식사하는 방식이 더 쉬울 수 있다는 것이 내 견해였다.

이는 대단한 반향을 일으켰다. 《간헐적 단식법》은 순식간에 세계적인 베스트셀러가 되어 40개국 언어로 번역되었으며 의사와 정치인, 연예인, 노벨상 수상자 등 여러 분야의 사람들이 이 다이어트 방식을 선택했다. 아카데미 시상식 사회를 맡았던 코미디언 지미 키멜(Jimmy Kimmel)은 이 5:2 단식으로 체중을 약 11킬로그램 줄였고, 계속해서 일주일에 이틀은 칼로리 섭취량을 낮춤으로써 당시 감량했던 체중을 그대로 유지 중이다. 그는 최근 월간지 〈맨즈저널(Men's Journal)〉과의 인터뷰에서 5:2 단식 덕분에 음식의 맛을 한층 음미하게 되었다고 밝혔다. 배우 베네딕트 컴버배치(Benedict Cumberbatch)는 TV 드라마 〈셜록(Sherlock)〉 촬영을 위해 5:2 단식을 실시했다고 말했다.

영국의 국민보건서비스(NHS) 홈페이지에서는 원래 5:2 단식을 '최신 유행 다이어트'로 설명했으나 이제는 '최고의 다이어트 리뷰' 코너에서 다음과 같이 소개한다. "일주일 내내 하는 것보다 이틀만 다이어트 식이요법을 지키는 편이 훨씬 수월하기 때문에 5:2 단식을 꾸준히 지속하면 체중 감량에 성공할 가능성이 더 높아질 수 있다."

아울러 이런 말도 덧붙여졌다. "일주일 중 이틀간 제한된 식이요법을 실시하면 체지방이 대폭 감소하고, 인슐린 저항성(insulin resistance, 혈당을 낮추는 인슐린에 대한 몸의 반응이 정상 기준보다 낮아 자체적인 혈당 조절 능력이 떨어지는 것_옮긴이)이 개선되며, 기타 만성질환의 발병 위험성도 크게 줄일 수 있다."[1]

5:2 단식부터 8주 혈당 다이어트까지

내가 처음 간헐적 단식에 관심을 갖게 된 것은 우연히 혈액검사를 했다가 제2형 당뇨병에 걸렸다는 사실을 알게 되면서부터였다. 과체중이었던 아버지가 50대에 당뇨병 진단을 받고 74세라는 비교적 이른 나이에 당뇨 합병증으로 돌아가신 탓에 그 사실은 내게 몹시 큰 충격을 주었다.

의사는 약을 복용해야 한다고 말했지만, 아버지의 전철을 밟고 싶지 않았던 나는 약 없이도 당뇨병을 '고칠' 수 있는 방법을 찾아보기 시작했다. 체중 감량과 건강 개선을 위해 주기적으로 단식하는 방법에 대해 처음 들었던 것도 그때다. 아주 흥미로운 방식이란 생각이 든 나는 BBC 방송국을 설득하여 간헐적 단식에 관한 과학 다큐멘터리를 촬영했다. 내가 직접 실험 대상이 되어 참여한 〈먹고, 단식하고, 장수하라(Eat, Fast, Live Longer)〉라는 프로그램이었다.

여러 다양한 형태의 간헐적 단식을 시험한 끝에 내가 결정한 것은 5:2 방식이었다. 이 방식으로 나는 체중을 9킬로그램 감량했고 약을 복용하지 않고서도 혈당 수치를 정상으로 되돌릴 수 있었다.

그리고 나서 몇 년 뒤, 나는 당뇨병 전문가인 영국 뉴캐슬 대학의 교수 로이 테일러(Roy Taylor) 박사가 실시한 몇 가지 놀랄 만한 연구를 우연히 접했다. 테일러 박사는 내가 당뇨병 진행을 막을 수 있었던 가장 큰 이유로 짧은 시간 내에 많은 체중을 줄였다는 점을 들었다. 그는 체중을 10퍼센트 이상 줄이면(바로 내 경우다) 간과 췌장을 둘러싼 지방이 제거되면서 우리 몸이 이전의 건강 상태를 회복한다는 것을 보여주는 연구를 진행했었다.

우리가 처음 만났을 때 테일러 박사는 이제 막 대규모 임상실험을 시작한 무렵이었다. 하루 800칼로리를 섭취하는 다이어트를 실시하면 체중을 대폭 줄일 수 있을 뿐 아니라 제2형 당뇨병을 앓고 있는 사람들 대다수가 모든 약 복용을 중단하고 혈당 수치를 정상으로 되돌리는 데 도움이 된다는 것을 입증하기 위한 실험이었다.

그 실험은 획기적이었다. 많은 의사들은 제2형 당뇨병은 고칠 수 없고 치료 방법은 약 복용뿐이라고 생각하기 때문이다.

나는 테일러 박사의 연구로 매우 확신을 갖게 되었고, 그의 도움을 받아 두 번째 책 《8주 혈당 다이어트(The 8-Week Blood Sugar Diet)》를 썼다. 제2형 당뇨병을 앓고 있거나 당뇨병 전단계(혈당 수치가 정상보다 높지만 아직 당뇨병의 진단 기준에는 못 미치는 상태)에 속한 사람들을 겨냥한 이 책에서 나는 하루 칼로리 섭취량을 800칼로리로 줄이는 급속한 체중 감량 방식을 설명했다. 이 책 역시 세계적인 베스트셀러가 되었고, 책에 소개한 체중 감량 방식을 실행한 수많은 사람들은 약을 복용하지 않고도 혈당 수치를 다시 조절하는 것이 가능해졌다. 이제는 의사나 간호사, 당뇨병 전문가 등이 임상실습에서 이 책을 추천한다. 가정의학과 의사인 내 아내 클레어(Clare)는 이 방식을 이용해서 수많은 환자의 삶을 바꿔놓았고, 그중에는 체중을 너무 많이 감량한 나머지 아내가 알아보지 못한 환자도 있었다. 음식의 힘을 이용하여 삶을 바꾸는 것에 대한 열정이 대단한 내 아내는 이 책 내용에 어울리는 레시피도 개발했다.

《하루 800칼로리 초고속 다이어트》의 새로운 점은 무엇인가?

무엇보다 《하루 800칼로리 초고속 다이어트》는 놀랄 만큼 새로운 과학적 내용을 담고 있다. 나는 《간헐적 단식법》과 《8주 혈당 다이어트》를 출간한 이후 줄곧 간헐적 단식과 관련된 수많은 연구 자료를 수집해왔다.

과학적 연구에는 오랜 시간이 소요된다. 2014년 테일러 교수가 당뇨병 환자를 대상으로 시작했던 대규모 임상실험의 결과는 마침내 2018년에 발표되었는데, 그 결과가 기대했던 것보다 훨씬 좋다고 말할 수 있어서 개인적으로 흡족하다(4장 참조).

아주 최근에 이뤄진 다른 두 건의 대규모 연구에서는 당뇨병이 없는 사람이라도 하루 800칼로리를 섭취하는 초고속 다이어트를 통해 어떤 효과를 얻을 수 있는지 보여줬다. 또한 5:2 단식이 가진 다양한 건강상의 이점에 대한 여러 새로운 연구도 실시되고 있다.

그런 이유로 6년이 지난 지금, 나는 앞서 내놓은 두 권의 책 내용을 완벽하게 업데이트하고 최근 연구의 핵심 요소들을 누구나 쉽게 따라할 수 있는 한 가지 다이어트 요법에 접목하기로 결심했다. 이 새로운 다이어트 요법의 명칭은 '하루 800칼로리 초고속 다이어트'다. 5:2 단식이 그대로 포함되어 있지만, 새 요법은 무엇보다 하루의 칼로리 섭취량을 800칼로리로 제한하는 단식일에 보다 쉽게 대처할 수 있는 방식을 기반으로 한다.

이 새로운 간헐적 단식법은 지방을 줄여 더 건강한 미래를 맞이할 수 있는, 간단하면서도 효과적인 방법을 제시하기 위해 고안되었다.

하루 800칼로리 초고속 다이어트의 특징

하루 800칼로리 초고속 다이어트를 실시하는 방식은 다양하다. 각자의 사정이나 목표, 동기에 맞춰 조정할 수 있는 다양한 변형 방식은 7장에서 살펴볼 것이다.

이 변형 방식들의 공통점은 단식일의 칼로리 섭취량을 하루 800칼로리로 제한한다는 것이다. 800칼로리는 성공적인 다이어트를 위한 매직 넘버이기 때문이다. 즉, 스스로 관리하고 지속할 수 있을 만큼 높은 수치이면서도, 여러 바람직한 신진대사의 변화를 일으키기에 부족하지 않을 정도의 낮은 수치인 것이다.

이 책의 서문을 읽고 나서 해야 할 일은 이 하루 800칼로리 초고속 다이어트를 어느 정도의 강도로 실시할지 선택하는 것이다. 가령 처음 시작할 때 하루 800칼로리를 섭취하는 단식일을 일주일 중 며칠로 정할 것인지, 또 이후에 단식 일수를 어떻게 조정할지 등을 결정해야 한다.

하루 800칼로리 초고속 다이어트를 실시하는 데 무리가 없다면(97쪽 참조) 신속한 체중 감량을 위해 매일 하루 800칼로리만 섭취하는 것을 목표로 삼아야 한다. 하루 800칼로리 초고속 다이어트는 몇 주 혹은 몇 개월 동안 안전하게 지속할 수 있다는 것이 입증된 식이요법이다. 체중을 많이 줄여야 하거나, 급박한 상황이거나, 제2형 당뇨병을 앓고 있거나 당뇨병 전단계에 속하거나, 지방간이거나, 체중 감량을 성공적으로 시작하고 싶거나, 체중 감량 정체기에 도달한 사람이라면 하루 800칼로리 초고속 다이어트를 시도해보는 것이 좋겠다.

하루 800칼로리를 섭취하면 2주 후에는 5킬로그램, 4주 후에는 9킬로그램, 8주 후에는 14킬로그램까지 체중 감량을 기대할 수 있고, 대부분은 지방이 빠진다. 급속한 체중 감량을 흔히들 '속성 다이어트'라고 부르지만, 제대로 한다면 어떻게 안전하게 활용할 수 있는지 이 책에서 보여주려 한다.

하지만 모든 이들이 하루 800칼로리를 섭취하는 방식을 원하거나 오랫동안 지속할 수 있진 않을 것이다. 그렇다면 몇 주 동안 초고속 다이어트를 실시한 뒤 '새로운 5:2 단식' 방식으로 바꾸는 것도 고려해보길 권한다. 본래 간헐적 단식법으로 제시했던 기준은 주 2회 하루 500~600칼로리 섭취였고, 임상실험을 바탕으로 하긴 했으나 주로 동물을 대상으로 한 실험이었다. 효과적이긴 해도 어떤 이들에겐 좀 많이 힘든 방식이었던 것이 사실이다. 그래서 나는 이제 주 2회, 하루 칼로리 섭취량을 800칼로리로 줄이는 방식을 추천한다. 아직도 체중을 빨리 줄이고 싶은가? 특히나 급속한 체중 감량 방식으로 시작할 생각이라면 새로운 5:2 단식으로 바꿔보자.

저탄수화물 지중해식 식단

이 책 뒷부분에선 하루 칼로리 섭취량 800칼로리 기준으로 맛과 포만감을 동시에 충족시키는 다양한 레시피를 소개한다. 모두 고단백 저탄수화물의 지중해식 식단에 바탕을 둔 것들이다.

개인적으로 고단백 저탄수화물 식단에 관심이 많은 이유는 체중을 줄이는 동안 근육량과 대사율이 감소하는 것을 막는 데 도움이 되기 때문이다. 다시 말해 감량한 체중을 장기적으로 유지하기가 훨씬 쉬워질 거라는 뜻이다. 또한 특정 식품군 전체를 배제할 필요가 없는 식단이므로 계속 실시하기에도 한결 용이할 것이라 생각한다.

무엇보다 하루 800칼로리 초고속 다이어트를 각자 편하게 시험해보기를 바란다. 우리 각자는 삶에서 필요한 것과 요구하는 것이 저마다 다르다. 내가 제안하는 다이어트 방식은 최신 연구에 바탕을 두고 있으면서도 매우 실용적이다. 하지만 결국 최고의 다이어트는 자신이 계속할 수 있고 자신의 삶에 가장 잘 어울리는 방식의 것이다.

간헐적 단식의 기타 유형

나는 다이어트와 체중 증가에 대해 사람들이 흔히 갖고 있는 수많은 그릇된 믿음을 깨뜨리고 최신 연구 소식을 전할 뿐만 아니라 TRE(Time Restricted Eating), 즉 시간제한 식사법이라는 비교적 새로운 유형의 간헐적 단식법을 소개하려 한다.

인터넷을 휩쓸고 있는 TRE 단식은 특히 몸에 관심이 많은 30대 이하를 단번에 사로잡았다. 이 단식은 매일 비교적 짧은 시간, 즉 대개 8~12시간 내에 모든 칼로리를 섭취하는 방식이다. 이렇게 하면 보통 야간 공복시간(자고 있어서 먹지 않는 시간)이 늘어나고,

그에 따라 우리 몸은 지방을 연소하고 중요한 복구 활동에 들어가는 기회를 갖게 되는 셈이다.

TRE 단식은 5:2 단식의 대안이 아니고, 보다 정확히 말하자면 5:2 단식을 보완하는 방식이다. 이 단식에 대해서는 2장에서 자세히 살펴보기로 한다.

또한 이 책에서는 케토시스(ketosis)의 중요성에 대해서도 다룰 것이다. 케토시스란 우리 몸이 에너지를 얻기 위해 지방 연소로 생성되는 케톤체를 포도당 대신 이용하는 상태를 말한다. 케토시스는 간헐적 단식의 성공을 좌우하는 열쇠일 뿐 아니라 우리 몸과 뇌에도 아주 좋은 것으로 밝혀졌다. 하지만 이 과정 역시 올바른 방식으로 이뤄져야 한다.

체중을 줄이려는 목적이 그저 허영심은 아닌 이유

간헐적 단식을 하는 데는 체중 감량의 목적 외에도 충분한 이유가 있지만(뒤에서 다룰 것이다) 간헐적 단식의 효과를 가장 많이 보는 사람들은 현재 과체중인 이들, 특히 복부가 지나치게 비대한(가령 내장지방 때문에) 이들일 것이다.

결코 효과가 없다는 이유로 다이어트에 대해 회의적인 반응이 많은 것은 이해할 만하지만, 아무튼 그렇다 해도 체중을 줄이려는 이유에는 그저 허영심만 있는 것일까?

시중에는 분명 효과적이지 않은 다이어트 요법이 많이 나와 있다. 물론 이 책에서 소개하는 방식은 다르다는 점을 내가 여러분에게 납득시킬 수 있기를 기대해본다. 어쨌거나 허영심에 대해 말하자면, 더 나은 모습으로 보이고 싶은 것이 잘못은 아니지만 하루 800칼로리 초고속 다이어트의 진정한 목적은 우리 몸을 더 건강하게 하는 것이다. 그리 대단치 않은 변화라도 엄청난 차이를 불러올 수 있다.

여러 연구에 따르면 과체중이거나 비만일 경우 자신의 체중에서 5퍼센트만 줄여도 다음과 같은 효과가 있다.

- 혈압과 혈중 지방(트리글리세라이드) 수치가 낮아져 심장마비나 뇌졸중의 발병 위험성이 크게 줄어든다.
- 암 발병 위험성이 낮아진다. 몸에 지방이 너무 많으면 암을 유발하는 호르몬이나 염증 물질이 분비된다. 영국 암연구소(Cancer UK)에 따르면 가장 흔히 걸리는 유방암과 대장암을 포함한 많은 종류의 암이 과체중 혹은 비만과 관련이 있다.
- 수면의 질이 개선된다. 체중이 늘어날 때 복부뿐 아니라 목 주위에도 살이 찌는 나와 비슷한 경우라면 말이다. 목 주위에 살이 찌면 코를 골기가 더 쉽고(그러면 배우자의 수면도 방해하게 된다), 자는 동안 호흡이 멈추는 폐쇄성 수면무호흡증에 걸릴 가능성도 훨씬 높아진다. 2014년의 한 연구에서는 체중을 5퍼센트 이상 줄인 사람의 경우 수면 시간이 20분 정도 늘어나고 수면의 질도 개선되는 것으로 나타났다.
- 제2형 당뇨병의 발병 위험성이 줄어든다. 한 대규모 연구에

따르면 당뇨병 전단계에 속하는 이들 가운데 체중의 5퍼센트를 줄인 사람은 그렇지 않은 사람에 비해 제2형 당뇨병에 걸릴 확률이 58퍼센트 낮았다.

- 성욕이 증가한다. 성적 매력이 강해질 뿐 아니라 호르몬이 변하고 성기에 유입되는 혈류량이 늘어나기 때문이다.

도전! 하루 800칼로리 초고속 다이어트

나는 보통 내가 직접 시도해본 것만을 추천한다. 그렇게 해야 내가 제안한 방법이 정말로 실용적인지의 여부를 알 수 있기 때문이다.

이 책을 쓰기 위해 자료 조사에 착수했을 때 궁금증이 생겼다. 만약 체중이 늘어나도록 내 몸을 내버려뒀다가 하루 800칼로리 초고속 다이어트를 이용해서 다시 체중을 줄인다면 어떨까?

나는 실행에 들어갔다. 제정신이었음에도 토스트와 파스타를 더 많이 먹고 간식을 늘리기 시작했다. 처음에는 큰 변화가 없었다. 내 몸은 체중이 줄어든 낯선 상황에 분명 만족해했고, 풍선처럼 부풀지도 않았다. 하지만 1개월쯤 지나면서 늘기 시작한 체중은 4개월 가까이 되자 6킬로그램 넘게 증가했다. 그 무렵 혈당 수치는 거의 당뇨병 수준으로 되돌아갔고, 혈압은 위험 수위까지 치솟았다. 잠을 제대로 자지 못했으며, 몸은 나른했고, 기분은 침울했다. 당시 내 모습을 보고 싶다면 하루 800칼로리 초고속 다이어트 홈페이지(www.thefast800.com)를 방문하시라.

이제 그만해야 한다고 아내가 단언했을 때 나는 이 초고속 다이어트를 시작했고, 매우 놀라운 결과를 얻었다(188~191쪽 참조).

개인적인 배경

나는 런던에서 수련의 과정을 마쳤지만 오랫동안 과학 저널리스트로 활동하며 방송국과 신문사에서 일해왔다. 지금도 건강과 관련하여 직업상 접하게 되는 복잡하고도 종종 상반되는 주장을 이해하려 애쓰는 덕분에 전 세계의 저명한 의사나 체중 감량 전문가, 영양학자 등과 정기적으로 연락하고 지낸다. 그중 몇몇 전문가들과는 특히 식품과 건강 분야에서 독창적인 연구를 공동으로 진행하기도 했다.

내가 여기서 소개하는 모든 내용은 최신 연구에 기반을 둔다. 사실 이 책은 연구에 매진 중인 여러 과학자들이 기꺼이 시간을 내어 자신의 최신 연구 결과를 제공해준 덕에 가능했다. 그리고 이 책 뒷부분에는 과학적 연구와 관련된 많은 참조 문헌이 실려 있다. 꼭 읽을 필요는 없지만, 내 주장의 근거를 직접 확인하고 싶은 독자들을 위해 수록했다.

또한 건강과 관련하여 상반되는 주장이 왜 그렇게 자주 언론에 등장하는지 혼란스러워하는 독자들을 위해 책 뒷부분에 '근거 수준' 항목도 포함시켰다. 무작위 대조 실험이 무엇이고 그것이 정부 지침이나 동물 실험, 사례 대조군 연구에 비해 훨씬 신뢰할 만한 이유 등을 설명하는 내용이다.

직접 내게 연락해서 조언을 구하고 어떻게 체중 감량에 성공했

느지 알려준 사람들의 이야기와 사례 연구도 이 책 곳곳에서 자주 볼 수 있을 것이다. 나는 커뮤니티 활동을 도모하는 홈페이지의 운영이 서로를 응원하고 다이어트 과정에 관해 정기적인 피드백을 주는 데 정말 도움이 된다는 것을 깨달았다.

우리는 사회적 동물이다. 체중을 감량하고 더 나은 습관을 들이는 최선의 방법은 타인과의 교감이다. 응원을 받을수록 다이어트에 성공할 가능성이 높다는 증거는 충분하다. 그래서 우리는 하루 800칼로리 초고속 다이어트 홈페이지에서 양방향 온라인 프로그램도 운영하며 조언이나 레시피, 식단을 제공하거나 각자 선택한 다이어트 방식을 추적 관찰하고 있다. 홈페이지에 방문해서 직접 참여해보자.

차례

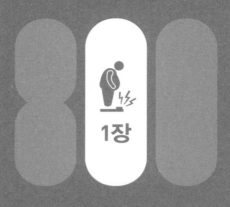

1장

살이 찌는 이유

날씬해지고 싶다면 우선 살이 찌는 이유부터 이해할 필요가 있다. '지나치게 많이 먹고 운동은 충분히 하지 않아서'라는 빤한 답은 너무 단순하다. 시합에서 이길 가능성을 높여보려고 테니스 코치를 찾아갔는데 '상대보다 포인트를 더 얻으면 된다'는 말을 듣는 셈이니 말이다. 즉, 맞는 말이긴 하지만 도움이 되진 않는다는 뜻이다.

그렇다면 최근 40년 사이에 전 세계적으로 비만이 폭발적으로 증가한 이유는 무엇일까?

불안감이나 스트레스 증가, 수면 부족, 활동력 저하 등 타당해 보이는 해석이 많지만, 내가 생각하는 가장 큰 원인은 간식의 증가다. 사실 우리는 예전보다 정크푸드를 더 많이 먹고 있다. 1980년 이후 콜라, 케이크, 초콜릿 및 캔디류뿐 아니라 정제 탄수화물의 섭취량도 무려 20퍼센트나 증가했다.[2] 칼로리가 높고 중독성이 강한 이 식품들은 설탕과 가공 지방의 함량이 높아 우리 몸의 호르몬을 교란시키는데, 특히 인슐린에 악영향을 미친다.

탄수화물과 인슐린

탄수화물, 그중에서도 빨리 소화되는 탄수화물은 정크푸드뿐 아니라 백미와 대부분의 빵에 들어 있다. 이런 탄수화물의 특징은 소화기관에서 신속하게 분해되어 혈액 속으로 포도당을 대량 분출한다는 것이다. 그 결과 즉시 에너지가 생기고 일시적으로 기분이 좋아지는 '슈거하이(sugar-high)' 현상이 나타난다. 하지만 혈당이 높아지면 혈관과 신경이 손상되기 때문에 몸에는 좋지 않다.

이렇게 혈당이 높아지면 췌장에서는 인슐린이라는 호르몬을 분비하는 반응을 보인다. 인슐린의 중요한 역할은 높아진 혈당 수치를 다시 빨리 정상으로 되돌리는 것이다. 인슐린은 근육이나 뇌 속에서 에너지를 필요로 하는 세포들이 포도당을 흡수하도록 도와줌으로써 혈당 수치를 낮춘다.

하지만 계속해서 간식을 섭취하면서도 칼로리를 소모하는 일을 거의 하지 않는다면 우리 몸은 인슐린에 점차 둔감해질 것이다. 그러면 췌장은 무리해서라도 점점 더 많은 양의 인슐린을 생성해야 한다. 이는 마치 아이들에게 고함을 지르는 것과 같다. 고함을 더 크게 지를수록 아이들의 주의는 더욱 산만해지니까. 인슐린 생성량이 이렇게 늘어나면 두 가지 안 좋은 상황이 벌어진다.

1) 지방세포가 커지고 염증이 생긴다. 우리 몸이 지방세포 속에 더 많은 에너지를 밀어 넣으려 하기 때문인데, 어느 시점이 되면 '신체 지방 한계치(personal fat threshold)'를 초과한다. 안전하게 저장 가능한 공간이 부족해지면 지방은 간과 같은 내장기관으로 넘치기 시작한다. 이는 유명한 프랑스식 간 파테(liver pâté, 고

기나 생선을 곱게 다져 양념한 뒤 차게 두었다가 빵 등에 발라 먹는 음식_옮긴이)
요리인 푸아그라를 만드는 방식이기도 하다. 거위에게 전분 함량이 높은 옥수수를 많이 먹여 거위 간에 지방이 잔뜩 끼게 하는 것이다.

췌장에 침투하거나 심장 주위를 감싸기도 하는 이 '내장' 지방은 엉덩이나 허벅지에 쌓인 지방보다 훨씬 더 위험하다. 대사증후군으로 이어져 나중에 심장질환, 당뇨병, 치매를 유발하는 탓이다. 내장지방의 모습이 궁금하다면 하루 800칼로리 초고속 다이어트 홈페이지에서 체중 감량 전 나의 내장지방 사진을 확인할 수 있다. 비위가 약한 사람에게는 전혀 달갑지 않은 사진이겠지만.

2) 지방을 아주 많이 저장하고 있다 해도 항상 허기를 느낀다. 과거보다 높아진 인슐린 수치가 지방을 계속 저장하라고 부추기기 때문이다. 그렇게 되면 몸의 나머지 부분이 쓸 수 있는 에너지가 줄어든다.

이는 마치 은행 계좌에 끝도 없이 돈을 쏟아부었지만 알고 보니 재인출하기가 너무 어려운 상황과 같다. 돈이 있긴 하나 정작 쓸 수는 없는 셈이다. 높은 인슐린 수치는 우리 몸이 자체적으로 공급되는 에너지를 이용 및 연소하는 활동을 방해한다.

이런 상황이면 몸에 지방의 형태로 많은 에너지가 있더라도 근육과 뇌는 쉽게 그 에너지를 이용할 수 없다. 에너지가 부족하니 뇌에서는 더 먹으라는 신호를 보내고, 몸은 그 신호를 따른다. 하지만 인슐린 수치가 높으면 지방을 저장하라고 부추기기 때문에 살은 점점 찌지만 배는 계속 고프다.

바꿔 말해 과체중 문제가 있다면 그 이유는 의지 부족이나 과한 식탐이 아닐 수도 있다는 뜻이다. 그보다는 미국인 세 명 중 한 명이 그렇듯 인슐린 저항성이 생겨서 혈액 내 인슐린 수치가 높아졌을 가능성이 더 크다.

터무니없는 말 같다고 생각하겠지만, 내가 설명하는 내용은 세계적인 신진대사 전문가들의 연구에 기반을 둔 것이다.

수많은 비만 아동을 치료해온 저명한 소아 내분비학자 로버트 러스티그(Robert Lustig) 박사는 자신의 책《단맛의 저주(Fat Chance)》에서 "비만을 이해하려면 먼저 인슐린을 이해하는 것이 매우 중요하다"고 지적한다. "인슐린은 설탕을 지방으로 바꾸고, 지방세포가 자라게 한다. 인슐린이 많으면 지방도 많아진다."

그는 인슐린 수치를 높인다는 이유를 들어 설탕과 정제 탄수화물이 많이 함유된 현대식 식단을 비판하고, 이 주장에는 여러 주요 비만 전문가들 역시 적극 동조한다. 그들 가운데는 하버드 의대 소아과의 데이비드 루드윅(David Ludwig) 박사와 샌디에이고의 비영리단체인 영양과학계획(Nutrition Science Initiative)의 대표 마크 프리드먼(Mark Friedman) 박사도 있다.

두 사람은 이렇게 말했다. "미국인의 식단에서 탄수화물의 섭취량과 처리량이 증가함에 따라 인슐린 수치가 높아졌고, 지방세포의 저장 활동이 과도해졌으며, 많은 사람들에게서 비만을 촉진하는 생물학적 반응이 일어났다. 감자칩, 크래커, 케이크, 탄산음료, 당분 함량이 높은 아침식사용 시리얼, 심지어 백미와 빵 같은 정제 탄수화물 소비량의 증가는 인구 전반의 체중이 증가하는 결과로 이어졌다."[3]

인슐린 수치 증가로 나타나는 다른 악영향

인슐린 저항성 때문에 몸이 어쩔 수 없이 계속해서 많은 양의 인슐린을 분비하는 현상은 계속 허기가 들게 할 뿐 아니라 다른 여러 질병을 발생시키는 원인이 되기도 한다. 치매나 유방암, 대장암에 걸릴 위험성이 커지고, 혈압이 상승하며, 콜레스테롤 수치가 올라간다. 여성의 경우 인슐린 수치가 상승하면 여드름이 나거나 감정 기복이 심해지는가 하면 체모가 과도하게 자라거나 생리불순(다낭포성 난소 증후군) 혹은 불임으로 이어지기도 한다.

다행인 점은 식습관을 바꾸고 체중을 줄이면 인슐린 수치도 저하된다는 것이다. 제2형 당뇨병을 앓고 있는 간호사 캐시(Cassie)는 하루 800칼로리 초고속 다이어트에 포함된 핵심 원리인 8주 혈당 다이어트를 실시해서 20킬로그램을 감량했다. 덕분에 모든 약을 끊을 수 있었을 뿐 아니라 곧이어 오랜 기간 노력해왔던 임신에도 성공했다. 게다가 쌍둥이였다.

"선생님은 제가 음식으로부터 자유로워지고 인생에 대한 책임감을 다시금 갖게 했을 뿐 아니라 기적 같은 일이 일어나도록 도와주셨어요. 전혀 생각지도 못했던 일을요."

꺾이지 않는 정크푸드의 상승세

현재 우리가 당분 함량이 높은 정제 탄수화물을 많이 섭취한다는
사실은 우연이 아니다. 이는 저지방 캠페인 때문에 발생한, 그러나
의도치는 않았던 결과였다. 저지방 캠페인은 역사상 가장 규모가
크고, 더불어 아마도 가장 참담한 공중보건 실험일 것이다.

이 모든 것은 내가 태어난 1957년에 시작되었다. 당시 엄청난
영향력을 발휘했던 미국심장협회(American Heart Association)는 지방
섭취를 줄이기 위한 캠페인을 벌이기로 결정했다. 처음에 그들
이 우려했던 것은 복부 건강이 아닌 심장 건강이었다. 협회는 포
화지방이 심장질환을 유발한다고 여기며 스테이크, 버터, 치즈를
멀리하고 그 대신 파스타, 쌀, 감자, 채소를 가까이해야 한다고 생
각했다.

아니, 적어도 계획은 그랬다.

엄청난 정부 지원금이 뒷받침된 이 저지방 캠페인은 분명 효과
가 있었다. 이후 수십 년 동안 미국에선 우유, 버터, 크림 등 동물성
지방의 소비량이 무려 20퍼센트 감소했으니 말이다.[4] 하지만 그
자리를 대체한 것은 건강에 좋은 과일이나 채소가 아닌 가공식품
이었고, 그 소비량은 더욱 증가했다. 식품 업계는 가공식품을 '저
지방' 혹은 '무지방' 식품이라고 대대적으로 홍보했다. 식품을 '더
건강하게' 만든다는 명목하에 식품 제조업체들은 가공된 식물성

기름(이를테면 마가린)과 값싸고 당분 함량이 높은 탄수화물을 채워 넣었다. 그와 동시에 유지방 소비량이 감소하고 당분 함량이 높은 탄수화물 소비량이 증가하면서 비만율도 치솟기 시작했다.

내가 의대에 다니던 1980년대까지 지방은 '피해야 하는 대상'이라는 인식이 확고하게 퍼져 있었다. 사람들은 지방을 섭취하면 뚱뚱해진다고 여겼고, 특히나 포화지방은 기름을 쏟아부으면 하수구가 막히는 것처럼 분명히 동맥을 막히게 할 것이라 생각했다.

나는 호리호리한 체격에 운동도 많이 했지만 육류나 우유, 버터 같은 식품으로 포화지방을 꽤 많이 섭취했다. 게다가 심장질환과 뇌졸중의 가족력이 있었고, 아버지는 그 무렵 당뇨 진단을 받은 상황이었다. 분명 행동에 나서야 할 때였다.

의욕에 넘친 나는 과체중인 아버지를 설득해서 저지방 다이어트를 시작하게 했고(효과는 없었다), 버터 대신 마가린을 쓸 때까지 어머니를 향해 열변을 토했다. 아침식사에서는 달걀이 시리얼로 대체되었다. 커피에는 탈지유를 소량 넣었고, 요거트는 항상 저지방 제품으로 먹었다.

그렇게 해서 내가 더 건강해졌는가 하면 그건 아니었다. 이후 수십 년에 걸쳐 체중은 13킬로그램 가까이 늘었고, 배불뚝이가 되어 체지방 수치는 28퍼센트까지 올라갔으며, 콜레스테롤 수치가 치솟으면서 제2형 당뇨병 환자가 되었으니까.

지방 섭취량은 적어졌지만 이제는 탄수화물을 훨씬 더 많이 섭취하고 있다는 것이 문제였다. 채소나 통곡물처럼 섬유질이 풍부해서 건강에 좋은 복합탄수화물을 많이 섭취하는 쪽으로 바꿨다면 아마도 괜찮았을지 모른다. 그러나 나는 그 대신 내가 들은 대로 빵, 쌀, 감자처럼 전분 함량이 높은 탄수화물을 많이 먹었다.

오히려 의대에서는 영양학에 대해 깊이 가르치지 않기 때문에 나는 이런 식품이 내 몸에 미치는 영향을 제대로 이해하지 못했다. 삶은 감자를 먹으면 설탕 한 스푼을 먹는 것만큼 빠르게 혈당 수치가 올라간다(직접 해봤다). 아이러니하게도 감자를 치즈나 버터 같은 지방과 함께 먹으면 지방이 탄수화물의 흡수를 늦춰주고, 혈당 수치는 완만하게 증가하며 수치 변화도 그다지 급격하지 않다.

또한 나는 탄수화물, 특히 정제 탄수화물이 지방이나 단백질에 비해 포만감을 훨씬 덜 준다는 점도 몰랐다. 아침식사로 시리얼 한 그릇을 먹고 몇 시간 지나면 배가 고프다. 그래서 사람들은 간식을 먹는다. 탄수화물 비중이 높은 식사를 하면서 나는 계속 허기가 진 나머지 끊임없이 간식거리를 찾았다. 그렇게 되니 췌장은 과부하 상태에서도 계속해서 부지런히 인슐린을 생성했고, 앞서 살펴봤듯 그 결과 나는 점점 더 살이 쪘다.

간식을 먹으면 살이 찌는 이유

한때 사람들은 "끼니와 끼니 사이에는 음식을 먹지 말라"는 고리타분한 말을 믿었다. 현대의 비만 위기가 나타나기 전인 1970년대에 끼니 사이의 간격은 성인의 경우 약 4시간 30분, 아동의 경우엔 약 4시간이었다. 하지만 그런 시대는 나팔바지처럼 오래전에 사라졌고 이제 그 수치는 성인의 경우 약 3시간 30분, 아동은 약 3시간으로 줄어들었다. 그나마 각종 음료나 한 입 거리의 간식 섭취는 제외한 결과다.

요즘은 '조금씩 자주 먹는 것'이 바람직하다는 견해가 지배적이다. 간식 제조업체에서 내세운 이 견해는 과거에도 그랬고 놀랍게도 현재 역시 일부 영양학자들의 옹호를 받는다. 이들은 조금씩 여러 번 먹는 편이 훨씬 좋다면서 하루 여섯 번(아침, 점심, 저녁 식사 외에 오전, 오후, 취침 전의 간식)까지 나눠 먹으라고 주장한다. 그렇게 하면 허기질 일이 줄어 지방 함량이 높은 정크푸드에 손댈 가능성도 낮아진다는 것이다. 이론상으로는 맞는 말이다. 그러나 실제로 사람들은 그 반대로 행동한다.

30년 전과 비교해보면 요즘 사람들은 주로 우유가 들어간 음료나 탄산음료, 스무디 등의 간식으로 하루에 약 180칼로리를 더 섭취할뿐더러 일반 식사의 경우에서도 하루 평균 120칼로리를 초과 섭취한다. 다시 말해 간식을 더 많이 먹을수록 전체 식사량도 늘어나는 셈이다.

아침에 처음 눈을 떴을 때부터 밤에 자기 전 간단한 군것질까지 하루 종일 먹는 일이 지극히 정상적인 것으로 여겨지는 지금은 그와 완전히 반대로 하자는 주장, 즉 단식을 하자는 주장이 거의 충격처럼 받아들여진다. 이에 관해서는 다음 장에서 자세히 살펴보도록 하자.

음식 중독

현대에 만연된 비만 현상은 1970년대 말 집단적으로 발생한 의지력 부족이 아닌, 한층 기발한 방식을 찾아내 소비자가 자사 제품을 구입하게끔 유도한 식품 제조업체들 덕에 발생했다. 담배 업계가 그렇듯 식품 업계는 소비자의 관심을 어떻게 끌고 유지해야 하는지 알고 있다.

정크푸드는 분명 코카인과 같은 식의 중독성을 띠지는 않지만 일부 비슷한 특성이 있다. 정크푸드에서 얻는 즐거움은 대체로 그리 오래가지 않는다. 정크푸드는 강박 충동과 관련이 있다. 몸에 좋지 않음을 알면서도 우리가 정크푸드를 먹는 이유는 자제가 불가능하기 때문이다. 정크푸드 제조업체들은 '모두 조금씩' 혹은 '모두 적당히' 먹는 것은 괜찮다고 즐겨 주장한다. 하지만 비소를 두고 그렇게 말하진 못할 것이다.

나는 초콜릿 중에서도 유독 밀크 초콜릿을 좋아한다. 나의 초콜릿 탐닉은 허기와 아무런 상관이 없다. 예를 들어 마트에 가서도 배가 고파 죽을 지경이지만 눈에 잘 띄게 진열해 놓은 초콜릿 코너를 쉽게 지나칠 때가 있는가 하면, 특히나 늦은 밤 주방을 배회하면서 아내가 어딘가에 남겨두었을지 모를 초콜릿을 찾기 위해 수납장 안을 들여다보고 있을 때도 있다.

고속도로 휴게소에서 초콜릿 바를 하나 사서 게걸스럽게 먹다가 정신을 차리고 뒷좌석에 던져 놓았지만 그걸 다시 먹기 위해 다음 휴게소에서 차를 세운 적도 있고, 초콜릿 바를 부러뜨려 쓰레기통에 버렸음에도 불과 몇 분 뒤 그 쓰레기통을 다시 헤집었던 적도 있었다. 가장 최악의 일은 여섯 살짜리 딸아이의 초콜릿으로 만든 부활절 달걀을 먹어버린 것이었다.

이런 행동들이 정상적이라고는 말하지 말자.

초콜릿 탐닉 현상은 밤늦게 가장 강해진다. 피곤할 때만이 아니라 스트레스를 받았거나 화가 나거나 그냥 지루할 때 나타난다. 다크 초콜릿으로 바꿔보려고도 해봤지만 밀크 초콜릿을 먹을 때와 같은 감정적 욕구가 충족되진 않았다. 나는 밀크 초콜릿 중독자이고 앞으로도 그럴 거라고 생각한다.

어떤 음식의 중독성이 가장 높으며, 그 이유는 무엇일까?

어떤 사람들은 설탕에 중독성이 있다고 주장하지만 그것이 사실일 수 없는 이유는 잠깐만 생각해봐도 알 수 있다. 아무리 달콤한 간식을 좋아하는 나라 해도 툭하면 설탕통에 얼굴을 처박는 짓은 하지 않으니까.

사실 얼마 전에는 설탕 한 통을 먹어보려 했지만 처음 한 입의 절반도 넘기기 전에 구역질이 나버렸다. 두 번 다시 하고 싶은 경험은 아니었다.

중독성 있는 여러 음식의 공통점은 무엇일까?

2015년 미국 미시건 대학 연구팀은 이 질문의 답을 찾아보기로 했다.[5] 연구팀은 120명의 학생에게 35가지의 다른 음식을 선택하여 예일 음식중독 문진표(Yale Food Addiction Scale)를 작성하게 했다. 이 문진표는 예일 대학 식품학과 정책연구소에서 개발한 것으로 특정 음식의 중독성이 어느 정도라고 생각하는지를 측정하는 조사 도구다. 학생들은 자신이 선택한 음식들을 대상으로 1위부터 35위까지 순위를 매겼다.

결과는 그리 놀랍지 않았다. '가장 중독성 있는 음식' 목록에서 1위는 초콜릿이 차지했고 아이스크림, 감자튀김, 피자, 비스킷, 감자칩, 케이크, 버터맛 팝콘, 치즈버거가 그 뒤를 이었다. 중간 순위에는 치즈, 베이컨, 견과류가 있었고 연어, 현미, 오이, 브로콜리는 하위권을 형성했다.

다음 페이지의 목록을 보면 어떤 생각이 드는가? 우선 중독성 높은 음식은 고가공식품이기도 하다. 즉, 아주 빠르게 흡수되어 뇌에 거의 즉각적으로 도파민(보상 호르몬)을 분출하게 만드는 식품인 것이다. 게다가 유독 아이들에게 많이 광고하는 유형의 식품이기도 하다.

하지만 정말 눈에 띄는 특징은 지방과 탄수화물의 혼합물이라는 점이다. 더구나 이 혼합물은 기존의 것들과 전혀 다르다. 초콜릿이든 감자칩이든, 케이크든 치즈버거든 대개는 탄수화물 2그램에 지방 1그램의 비율로 이뤄져 있다. 사람들이 유독 거부하기 힘들 것 같은 비율이다.

밀크 초콜릿 100그램당	탄수화물 58그램	지방 30그램	534칼로리
아이스크림 100그램당	탄수화물 24그램	지방 12그램	200칼로리
감자튀김 100그램당	탄수화물 32그램	지방 15그램	270칼로리
페퍼로니 피자 100그램당	탄수화물 30그램	지방 10그램	266칼로리
감자칩 100그램당	탄수화물 50그램	지방 30그램	536칼로리
스펀지 케이크 100그램당	탄수화물 52그램	지방 26그램	460칼로리
버터맛 팝콘	탄수화물 56그램	지방 30그램	546칼로리
치즈버거	탄수화물 30그램	지방 14그램	303칼로리

마성의 비율 2:1

위의 표에서 보다시피 모든 음식 내의 탄수화물과 지방 비율은 정확히까진 아니지만 2:1에 상당히 가깝다. 왜 그런 것일까? 이런 특정 비율에 우리가 끌리는 한 가지 이유는 태어나서 섭취한 첫 음식, 즉 모유에서 이 비율을 접해봤기 때문일 것이다. 인간의 모유는 100밀리리터당 약 8그램의 탄수화물과 약 4그램의 지방을 담고 있으며, 놀라울 정도의 단맛을 낸다.

사실 우유는 탄수화물과 지방의 함량이 모두 높은 자연식품 중 손꼽히는 하나다. 고기는 지방과 단백질 함량이 높지만 탄수화물 함량은 아주 낮고, 채소는 탄수화물 함량이 높은 반면 지방 함량은 낮다.

이 마성의 조합에 거부 의사를 보이지 못하는 동물이 우리 인간만은 아니다. 탄수화물이나 지방 둘 중 하나만 많이 먹게 한다면 실험용 쥐는 일정 체중을 유지할 만큼만 먹겠지만, 두 성분 모두가 많이 들어 있는 음식을 무제한으로 섭취하게 한다면 쉼 없이 먹어대서 결국은 몸통이 거의 공 모양으로 변할 것이다.

물론 식품 제조업체들은 우리의 취약점을 잘 알고 있고, 그 점을 교묘히 이용하여 우리에게 제품을 판매한다. 이런 사실을 안다 해서 우리의 음식 강박증이 바뀌진 않겠지만, 이를 통해 적어도 건강에 좋지 못한 음식에 탐닉하는 이유를 이해하거나 어쩌면 그것에 대항하는 데 도움을 얻을 수도 있다. 우리가 음식에 탐닉하게끔 다국적 식품회사들이 했던 몇 가지 일들을 알려준 이후 우리 집 아이들은 맥도날드 같은 패스트푸드점에 가는 걸 한결 시들하게 여긴다.

나는 특정 음식에 중독되어 있는가?

다음의 짧은 퀴즈를 통해 자신이 특정 음식에 얼마나 중독되어 있는지 알아보자. '그렇다'는 대답이 세 개 이상이면 문제가 될 수 있다. 나는 아이스크림과 감자칩의 경우 한 번 먹기 시작하면 멈추기가 힘들다는 것을 알기에 피하려고 애쓴다. 하지만 '중독성이 있는 음식' 목록에서 내게 정말 문제가 되는 것은 초콜릿밖에 없다.

나는 초콜릿을 떠올리며 1, 2, 3, 4, 7, 9, 10번 질문에 '그렇다'라고 답했다. 그러므로 내 초콜릿 중독 점수는 7점이다. 그 외에 2점 이상을 받을 것으로 보이는 음식은 없다.

1. 이 음식을 먹기 시작하면 멈출 수 없고 결국은 의도했던 것보다 훨씬 많이 먹고 만다.

2. 더 이상 배가 고프지 않을 때에도 이 음식만큼은 계속 먹는다.

3. 속이 거북할 때까지 먹는다.

4. 스트레스를 받으면 이 음식이 간절히 생각난다.

5. 만약 이 음식이 집에 없으면 차를 타고 이 음식을 파는 가장 가까운 가게로 간다.

6. 기분이 나아지려고 이 음식을 먹는다.

7. 나는 이 음식을 숨겨두고 있으며, 그 탓에 가까운 사람들조차 내가 얼마나 많이 먹는지 알지 못한다.

8. 이 음식을 먹으면 불안해지고 자기혐오와 죄책감이 생긴다.

9. 이 음식을 먹음으로써 큰 즐거움이 생기는 것은 아니지만, 그럼에도 계속 먹는다.

10. 이 음식을 끊으려 시도해봤으나 실패했다.

'그렇다'라고 응답한 문항의 수를 합산해보자. '그렇다'는 대답이 많을수록 탄수화물에 더 많이 중독된 것이다. 음식에 대한 탐닉과 이를 이겨내는 방법은 7장에서 더 자세히 다뤄볼 것이다.

요약

- 우리가 간식을, 또 정크푸드를 예전보다 더 많이 먹는 이유는 우발적인 것이 아니다. 정크푸드에는 지방, 설탕, 소금이 많이 들어 있다. 즉, 먹고 싶은 생각이 간절히 들도록 만들어진 식품인 것이다.

- 정크푸드뿐 아니라 백미, 빵, 파스타 등의 정제 탄수화물을 많이 먹으면 췌장은 계속해서 인슐린을 분비한다.

- 인슐린 수치가 높으면 계속 허기가 저서 간식을 더 많이 먹게 된다.

- 하루 800칼로리 초고속 다이어트를 실시하면 체중이 줄어들고 인슐린 수치도 낮아질 것이다. 또한 배가 고픈 것처럼 느껴지지 않으며 그 외 여러 문제가 개선되는 양상도 확인할 수 있을 것이다.

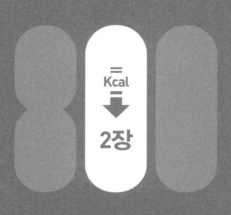

하루 800칼로리
초고속 다이어트의 밑바탕,
간헐적 단식

The Fast 800

이 책에서 추천하는 하루 800칼로리 초고속 다이어트는 수많은 과학적 연구와 간헐적 단식에 성공한 수백 명의 피드백 및 여러 체중 감량 전문가들과의 상담에 바탕을 두었으며, 가장 쉬운 방식으로 최고의 효과를 얻을 수 있도록 고안된 다이어트 요법이다. 하지만 사람마다 사정이 다르니 자신에게 가장 잘 맞는 방식을 자유롭게 시험해보기 바란다.

또한 이 요법을 시작하기 전에 체중 감량뿐 아니라 염증과 심장질환의 위험성 감소, 소화기관의 기능 향상 등 간헐적 단식으로 얻을 수 있는 기타 여러 효과를 이해했으면 한다. 그래서 이번 장에서는 다양한 형태의 간헐적 단식에 숨겨진 과학적 원리를 자세히 살펴보고 각각의 장단점을 파악해보기로 한다.

크로니의 등장

서문에서 언급했듯 간헐적 단식은 지금도 매우 인기 있는 다이어트 방식이다. 하지만 지난 2012년 조사를 시작했을 때만 해도 이 단식법은 기이하고도 위험한 방식이라 여겨졌고 임상실험 역시 거의 이뤄지지 않은 상태였다. 또한 대중의 관심을 끌지도 못했으며 흥미를 보인 연예인 역시 많지 않았다. 사실 간헐적으로든 아니면 다른 방법으로든 단식을 하는 사람들 대부분은 종교적인 이유를 갖고 있거나 보디빌더 또는 뉴에이지(New Age, 서구의 문화와 가치를 거부하고 동양적 사고방식을 끌어와 모든 것에 전체론적 접근을 시도하는 조류_옮긴이) 신봉자였다. 혹은 최적의 영양 상태로 칼로리를 제한하는 사람, 즉 크로니(CRONie, Calorie Restrictors on Optimal Nutrition)였고 말이다.

전 세계에 10만 명 정도 있을 것이라 추정되는 크로니는 이른바 장기적인 칼로리 제한 식이요법을 실시한다. 이들은 그렇게 하면 수명이 연장될 거라는 희망을 품고 오랜 기간 날마다 칼로리 섭취량을 철저히 제한하려 한다.

사실 이는 유쾌한 방식이라기보다는 섭식 장애처럼 보이고, 만성적 기아 상태를 연상시키는 면도 있다. 하지만 그것들과는 중요한 차이점이 있다. 크로니는 저칼로리 식단을 실시하더라도 비타민, 무기질 등 모든 필수 영양소를 신경 써서 섭취한다는 점이 그것이다. 그들은 건강한 방식으로 음식을 먹지만 그저 많이 먹지 않을 뿐이다.

크로니에는 대체로 남성이 많고, 보통 매일 하루 1,600칼로리짜리 식단을 따른다. 이는 일반 성인 남성이 하루 섭취하는 칼로리의 3분의 2 정도에 해당된다.

누가 무슨 이유로 그렇게 칼로리를 제한하려는 것인지 궁금한 나머지 나는 칼로리 제한 동호회 홈페이지[6]를 통해 데이브(Dave)라는 남성 크로니를 찾아냈다. 20년 넘게 칼로리 제한을 실시해온 데이브는 운 좋게도 내 거주지와 가까운 잉글랜드 남부에 살고 있었고, 나와 생일이 몇 주 차이 나지 않는 동갑내기였다.

데이브가 칼로리 제한 요법을 실시한 것은 30대 초반 무렵이었다. 이유가 무엇이었을까?

"학생 시절엔 식습관이나 음주에 별 신경을 안 썼습니다. 마음대로 먹고 마셨지요. 그런데 1988년 즈음 심장질환에 대한 언론보도가 많아졌어요. 심장질환이 40대나 50대의 건강에 치명적인 영향을 미칠 수 있다고 하더군요. 그때부터 식습관을 진지하게 조절하기 시작했습니다."

데이브는 초콜릿과 밀가루를 끊는 것부터 시작했다. 두 가지 모두 그의 기분을 좋게 해주는 식품이었다.

"편두통이 있었는데 갑자기 없어졌어요. 그러다가 칼로리 제한 식이요법의 창시자인 로이 월포드(Roy Walford) 박사의 책《120세까지 장수하는 식이요법(Beyond the 120-Year Diet)》을 읽은 뒤 칼로리 섭취량을 1,600칼로리로 줄이기로 결정했습니다."

로이 월포드 박사는 칼로리 제한을 옹호했던 초기 인물들 가운데 한 명이다. 연구 과학자로서 그는 쥐에게 저칼로리 식이요법을 실시하는 실험을 통해 쥐의 수명 연장이 가능함을 보여줬다. 그는 애리조나 사막에 위치한 밀폐된 건물에서 지원자 그룹과 함께 지내는 '바이오스피어 2(Biosphere 2)'라는 다소 터무니없는 인체실험에 직접 참여하기도 했다. 이 실험의 목적은 인간이 다른 행성에서 생존할 수 있게 훈련시키는 것이었다. 이를 위해 지원자들은 외부 세계와의 접촉을 차단했고, 직접 키울 수 있는 식재료만 먹었으며, 재생한 물과 공기를 이용했다.

월포드 박사는 지원자들을 설득하여 실험이 진행되는 2년 동안 거의 내내 저칼로리 식단을 따르게 했다. 당연히 지원자들은 체중이 많이 줄었고, 박사는 이것이 엄청난 성공이라고 강조했다. 그러나 칼로리 섭취를 제한하는 생활방식을 따르면 120세까지 건강하게 사는 데 도움이 될 거라 주장했던 월포드 박사 자신은 정작 79세라는 특별할 것 없는 나이에 세상을 떠났다. 데이브를 비롯한 다른 크로니들은 더 잘 해낼 수 있을까?

육체 대결

칼로리를 제한하는 생활방식이 데이브에게 어떤 도움이 되었는지 알아보기 위해 우리는 몸 상태를 비교해보기로 했다. 우선 종합검진을 받았다. 데이브는 나보다 키가 2.5센티미터 정도 작고, 체중은 20킬로그램 정도 덜 나갔다. 체지방은 겨우 8퍼센트였고(당시 나의 체지방 비율은 26퍼센트였다) 20세의 혈압 수치를 보였으며 동맥은 깨끗했고 청각, 촉각, 균형 감각 역시 나보다 훨씬 좋았다.

하지만 가장 흥미로운 순간은 저명한 성형외과 의사를 찾아가 이유를 말해주지 않은 채 우리 둘의 나이를 추정해보라고 했을 때였다. 나를 본 의사는 턱 아래 피부가 다소 늘어진 것으로 미루어 50대일 거라는 정확하고도 잔인한 추측을 내놓은 반면, 데이브의 경우엔 피부에 주름이 거의 없고 탄력도 훨씬 더 좋다면서 나보다 20살이나 어리게 봤다.

다소 마르기는 했지만 데이브는 나이에 비해 아주 건강하고 몸도 균형이 잡힌 것처럼 보인다. 우리 두 사람 가운데 데이브가 정말 더 오래 살지를 알아보려면 지금부터 다시 몇 십 년은 지켜봐야 할 것이다. 하지만 여러 동물로부터 얻은 최근 증거는 아마도 그럴 것임을 암시하고 있다.

칼로리 제한과 장수의 상관관계

먹는 것을 제한함으로써 쥐의 수명을 연장시킬 수 있다는 사실은 1930년대부터 알려져 있었지만, 인간과 더 유사한 동물에게도 그 방법이 효과가 있을 거라고 우리가 확신하게 된 것은 최근의 일이다.

2018년 6월 과학자들은 쥐여우원숭이를 대상으로 실시한 장기 연구의 결과를 발표했다.[7] 명칭과 달리 쥐여우원숭이는 쥐와 아무런 관련이 없는 영장류다. 넓게 보면 원숭이나 인간과 동일한 과에 속한다는 뜻이다. 이들은 상대적으로 수명이 짧고(노화 연구 면에서 유리한 점이다), 몸의 화학 반응도 인간과 유사하다.

실험을 위해 미국 국립노화연구소(National Institute of Aging)의 연구팀은 한 무리의 쥐여우원숭이를 두 그룹으로 나눈 뒤 건강에 좋은 먹이를 각각에게 똑같이 주며 비슷한 조건에서 키웠다. 유일한 차이점은 성년기에 들어가면서 한 그룹은 다른 그룹(대조군)에 비해 칼로리를 30퍼센트 낮춘 먹이를 주었다는 것이다.

결과는 어떻게 되었을까? 시간이 지나면서 두 그룹의 차이는 점점 더 분명해졌다. 칼로리를 제한한 쥐여우원숭이들은 여전히 젊어 보이고 털에 윤기가 흘렀다. 암이나 당뇨병에 걸리는 비율도 훨씬 낮았고, 여전히 영리하다는 사실도 지능 검사에서 나타났다. 뇌 정밀 검사에서 역시 이들은 평소대로 먹이를 먹은 대조군에 비해 백질을 더 많이 보존한 것으로 드러났다. 백질은 뇌의 여러 부분을 연결하는 신경 섬유다.

무엇보다 가장 인상적인 점은 보다 양껏 먹고 지낸 대조군에 비해 평균 50퍼센트 정도 더 오래 살았다는 것이다. 이는 칼로리 제한이 인간 같은 동물의 수명을 실제로 연장시킬 수 있다는 상당히 신빙성 있는 증거다. 대조군의 마지막 쥐여우원숭이가 죽었을 때, 칼로리를 제한한 쥐여우원숭이 그룹의 3분의 1 가까이는 여전히 살아 있었다.

쉽게 할 수 있는 유형의 단식

수명이 연장될 수야 있겠지만, 크로니가 되는 것은 대다수 사람들이 진정 원하는 바가 아니다. 내가 간헐적 단식에 그토록 관심을 보였던 이유 역시 생활에 아무런 지장 없이 칼로리 제한의 효과를 얻고 싶어서였다. 단기간의 칼로리 섭취량을 줄이거나 칼로리 섭취 시간을 제한해도 장기간 칼로리 제한으로 얻게 되는 여러 효과를 볼 수 있다. 더구나 방식 면에서도 훨씬 쉽고 한결 편리하고 말이다.

이번 장에서는 가장 인기 있는 세 가지 간헐적 단식법에 관한 최신 이론을 제시할 것이다. 그 세 가지는 다음과 같다.

- 주기적 단식법(몇 개월에 한 번씩 음식 섭취를 닷새 연속 줄이는 방식)
- 5:2 단식법(일주일 중 이틀간 칼로리 섭취량을 제한하는 방식)
- TRE 단식법(제한된 시간 간격 내에서 모든 식사를 마치는 방식)

각각의 간헐적 단식법은 서로 다른 건강상의 이점을 가지고 있다. 가장 좋은 점은 서로 상극 관계가 아니라는 것이다. 그러면 이 방법들을 하나씩 살펴보자.

1 … 주기적 단식법

미국 서던캘리포니아 대학 장수연구소(Longevity Institute)의 책임자 발터 롱고(Valter Longo) 교수는 노화 연구 분야에서 세계적인 전문가로 손꼽히는 인물이다. 그렇기 때문에 그는 단식의 정확한 정의와 원리, 단식이 건강에 좋은 이유 등에 대한 답을 찾기 위해 내가 처음 찾아간 학자들 중 한 명이기도 했다.

롱고 교수는 훤칠한 키에 군살 없이 멋지게 나이든 사람이다. 그 자체가 자신의 연구를 제대로 보여주는 훌륭한 광고 모델인 셈이다. 그는 1967년 이탈리아 태생이지만 실제 나이보다 족히

10년은 젊어 보인다.

롱고 교수는 단식의 효능을 이용하여 노화를 늦추고 암, 심장질환, 당뇨병 등 만성질환의 발병을 막을 수 있다고 확신한다. 그는 노화 발생 메커니즘을 이해하기 위한 연구에 평생을 매진했다. 희소식이라면 롱고 교수가 생각하기에 현재 우리는 노화가 일어나는 이유, 그리고 노화를 지연시키는 방법을 충분히 이해하고 있다는 것이다. 다시 말해 더 오래도록 건강하게 살기 위해 잘 먹는 일을 포기하거나 빼빼 마른 크로니가 될 필요는 없다는 뜻이다. 그렇다면 롱고 교수가 언젠가 내게 말했듯, 단식이 우리가 할 수 있는 가장 효과적인 방식 가운데 하나인 이유는 무엇일까?

자가포식

단식이 우리 몸에 미치는 영향을 나열하자면 길고 복잡하다. 하지만 단식에 따른 매우 놀라운 효과들 중 하나는 우리 몸 안에서 '자가포식(autophagy)'이라는 과정이 활성화하는 데서 비롯된다. 자가포식은 말 그대로 '자신을 먹는다'는 의미로, 죽거나 병에 걸리거나 낡은 세포를 분해해서 먹어버리는 지극히 자연스러운 과정이다.

우리 몸을 일종의 자동차라고 생각해보자. 자동차가 새것일 때는 깨끗하고 반짝거리며 모든 것이 제대로 작동한다. 그러나 시간이 가면 조금씩 낡아가고 일부 부품엔 녹이 슬기 시작한다. 이런 상태의 자동차를 계속해서 고속으로 몰려 하면 결국 고장 나고 말 것이다.

자동차를 되도록 오랫동안 운행하려면 정비 공장에 가져가 낡은 부품을 제거하거나 교체하는 등 깔끔하게 손봐야 한다. 분명한 사실은 자동차를 수리하지 않는 일과 쉴 새 없이 몰고 다니는 일을 동시에 할 수 없다는 것이다.

인간도 마찬가지다. 우리에게 잠자는 시간이 필요한 것과 마찬가지로, 몸을 건강하게 유지시키는 복구 유전자를 활성화하려면 끊임없이 먹어대는 일을 중단하는 시간이 필요하다. 칼로리가 있는 음식을 먹거나 마시지 않을 때에만 우리 몸은 이 복구 과정을 시작할 수 있다.

자가포식 과정은 단식에 의해 활성화되고, 그 강도는 시간이 가면서 더욱 높아지다가 음식을 먹으면 중지된다.

재생

앞서 말했듯 단식은 자가포식 과정을 활성화한다. 즉, 우리 몸은 세포 내에서 쓸모없거나 고장 난 불필요한 물질을 없애버릴 수 있다. 하지만 음식을 먹기 시작하면 어떻게 될까? 건강에 이로운 과정이 모두 무위가 되는 걸까?

2014년 롱고 박사와 그의 연구팀은 이 질문의 답을 찾기 위한 실험을 했다.[8] 한 무리의 실험용 쥐를 대상으로 몇 개월 동안 한 번에 이틀씩 단식하게끔 한 것이다. 그러자 우선 쥐들의 백혈구 수치가 떨어지는 현상이 나타났다. 롱고 박사가 설명했듯이 이는 이미 예상한 바 있는, 건강에 좋은 반응이었다.

"단식을 하면 우리 몸은 에너지를 아끼려 한다. 그러한 반응 가운데 하나가 바로 필요없는, 특히 낡거나 손상된 면역세포를 많이 재생시키는 것이다."

그렇다면 단식이 끝난 뒤 실험용 쥐에게 먹이를 허용하면 어떻게 될까? 쥐의 몸에서는 보다 활동적인 새로운 백혈구의 생성 반응이 즉시 나타났다. 이에 대해 롱고 박사는 다음과 같이 말했다. "단식에 그토록 놀라운 효과가 있을 거라고는 예상하지 못했다."

또한 단식은 자가포식 과정을 활성화함으로써 새로운 세포가 자랄 수 있는 공간을 만든다. 마치 오래된 덤불을 태워버려 새로운 식물이나 나무가 자랄 공간을 만드는 자연 산불처럼 말이다.

단식을 끝낸 뒤 음식을 먹으면 인체에는 새로운 세포 생성을 시작하라는 '승인'이 전달된다. 만일 면역체계가 이전만큼 제 기능을 하지 않는다면(화학요법 같은 치료를 받았다거나 나이가 들었다는 이유로) 단기간 단식은 면역체계 재생에 도움이 될 것이다.

제니의 사례

영국의 저널리스트 제니 러셀(Jenni Russell)은 롱고 박사의 연구를 아주 흥미롭게 읽었다. 그녀는 20년이 넘도록 심각한 자가면역질환을 앓아온 탓에 삶이 엉망이었다.

제니는 영국 일간지 〈타임스(The Times)〉에 이런 내용의 칼럼을 썼다. "자가면역질환 때문에 하루에 12시간을 잠에 빠져 지내는 일이 빈번했고, 때로는 한 번에 몇 개월씩 침대 신세를 지기도 했다."[9]

그녀는 고가의 강력한 면역억제제를 계속 복용하고 있었지만 불안한 마음을 떨쳐버릴 수 없었고, 면역억제제 없이는 살 수 없을 거라는 경고를 받았다. 제니는 잘못된 면역체계를 단기간 단식으로 재프로그래밍할 수 있다는 롱고 박사의 연구를 우연히 알게 되었고, 자신이 직접 시도해보기로 결심했다.

"성미가 괴팍해지고 체중이 약간 줄어드는 점을 제외하면 단식 시도로 내가 잃을 것은 없었다. 첫 번째 단식은 폭풍우 치는 바다에서 보트 여행을 할 때 시작했다. 어쨌든 식욕을 잃었다는 사실 덕에 단식하기가 훨씬 쉬워졌고, 침상에 누워 책을 읽는 일 외에는 아무것도 할 필요가 없었으니까."

제니는 코사크(Cossack) 방식의 단식을 하기로 결정했다. 물과 차(홍차나 녹차 혹은 민트차)만 마신 것이다.

"짜증이 나고 배도 고픈 데다 기운이 빠져서 3일차 단식이 끝나기 직전에 포기하고 말았다. 시간 낭비라는 생각도 들었다."

하지만 나흘째 되던 날 그녀는 근래에 느껴보지 못했던 한결 가뿐한 몸 상태로 눈을 떴다. 의문은 여전했지만 호기심이 동한 그녀는 몇 주 뒤 단기간 단식을 재시도했다.

"그러자 이전의 모든 증상이 사라졌다. 어떻게 된 일인지 믿을 수가 없었다. 혹시나 해서 몇 주에 한 번씩 단식을 계속 실시했고, 3년 6개월 뒤에는 기존 증상 가운데 어느 하나도 재발하지 않았다. 약도 전혀 복용하지 않았다. 난 내 삶을 되찾았다."

신진대사 스위치 돌리기

나는 지난 2012년 제작에 참여한 BBC의 과학 다큐멘터리 〈먹고, 단식하고, 장수하라〉 촬영의 일환으로 롱고 박사의 도움을 받아 상당히 엄격한 나흘짜리 단식을 직접 실시했다. 물과 홍차는 무제한으로 마시면서 25칼로리 정도 열량의 미소장국을 간단한 간식으로 날마다 먹기로 했다. 나는 이 미소장국이 좋아졌다.

롱고 박사는 내게 말했다. 단식을 시작하고 처음 며칠간은 괴로울 테지만, 그 기간이 지나면 자신이 말한 소위 '행복 화학물질(wellbeing chemical)'이 폭발하는 효과를 서서히 느낄 거라고 말이다.

나는 체중을 재고 채혈을 한 다음 어느 따스한 월요일 저녁에 최후의 만찬을 즐겼다. 스테이크와 감자튀김, 샐러드에 맥주를 곁들인 푸짐한 식사였다.

단식을 하면 처음 24시간 동안에는 몸 안에서 커다란 변화가 일어난다. 우선 몇 시간이 지나면 혈액 속을 순환하는 포도당, 즉 글루코오스가 줄어들기 시작한다. 만약 이것이 음식물로 보충되지 않는다면 우리 몸은 에너지를 얻기 위해 간이나 근육에 저장되어 있는 안정된 형태의 포도당, 즉 글리코겐에 의존하게 된다.

저장된 글리코겐이 부족해지기 시작하면(마지막 식사 후 10~12시간 경과) 우리 몸은 놀라운 변화에 들어간다. 지방 연소 모드를 작동하는 것이다. 이를 '신진대사 스위치 돌리기'라고 한다. 하이브리드 자동차에서 배터리가 소진되기 시작하면 동력원을 전기에서 휘발유로 바꾸는 현상과 비슷하다.

이런 일이 벌어지면 저장 지방이 배출되고, 이 지방은 몸 안에서 다시 지방산으로 분해되어 케톤체라는 물질을 생성한다. 대부분의 신체 기관과 마찬가지로 뇌는 기꺼이 이 케톤체를 에너지원으로 사용한다. 많은 경우 뇌는 글루코오스보다 케톤체를 에너지원으로 했을 때 그 기능이 향상된다.

단식 2일차까지는 불편함을 느낄 수 있는데, 이전에 단식 같은 것을 해본 적이 없다면 특히나 그렇다. 글루코오스를 이용하는 체계에서 케톤체를 이용하는 체계로 전환하는 과정에 몸과 뇌가 적응해야 하기 때문이다. 이 새로운 체계에 아직 익숙하지 않다면(대다수가 그렇겠지만) 몸이 나른해지거나 두통 혹은 불면증이 생길 수 있다.

단식을 하면서 겪은 가장 큰 문제는 무어라 말로 표현하기가 어렵다. 때로 그저 '불편한' 느낌이 들었다는 것보다 더 정확히 설명할 수는 없다. 어질어질한 느낌은 없었고 그저 멍할 뿐이었다.

가끔은 허기가 느껴졌지만, 대개는 믿기지 않을 정도로 활기가 넘쳤다. 그리고 단식 3일차에 이르자 기분 좋은 호르몬이 나를 구해주었다.

4일차인 금요일에 단식이 끝났다. 그날 오후 나는 여러 검사를 했다. 일단 체중이 1.4킬로그램 정도 빠진 것을 확인했는데 대부분은 지방이었다. 또한 암 발병 가능성을 예측하는 인슐린유사성장인자 IGF-1(insulin-like growth factor 1)의 수치가 거의 절반 수준으로 감소했음을 확인해서 흡족했다.

주기적 단식과 암

나는 액체 형태의 음식만 먹는 4일 단식으로 체중이 줄어들 거라 예상은 했지만, 그렇게 짧은 시간 안에 IGF-1 수치가 급격하게 감소한 것에 매우 놀랐다.

그러나 롱고 박사는 놀라지 않았다. 주기적인 단기간 단식은 여러 암 발병 가능성을 낮출 수 있을 뿐 아니라, 암 치료를 해야 하는 경우에는 화학요법의 효과를 높이는 데도 이용될 수 있을 거라는 증거가 있기 때문이다.

왜 그런 것일까? 이는 인간의 정상세포와 관련이 있다. 음식 공급을 줄이면 정상세포는 롱고 박사가 말하는 '비성장 고도 보호 모드(highly protected non-growth mode)'에 들어간다. 즉, 은신한 채 상황이 좋아지기를 기다리는 것이다.

하지만 정상세포와 달리 암세포는 단식을 하고 있을 때조차도 통제 불능 상태로 계속 자란다. 암세포가 화학요법의 공격에 취약해지는 것은 바로 이 때문이다.

암에 걸려 화학요법 과정을 시작한다고 생각해보자. 화학요법은 빠르게 분열하는 세포를 죽이는 데 효과적이다. 구역질이나 탈모 등의 부작용은 화학요법이 암세포만 죽이는 것이 아니라 모낭이나 소화기관 내부의 세포 등 그 순간 우연히 빠르게 분열 중이던 다른 정상세포까지 죽이는 데서 비롯된다.

만약 단식으로 정상세포의 성장 속도를 늦출 수 있다면 암세포들은 화학요법의 공격에 노출되게 내버려두고 건강한 세포는 보호하는 데 도움이 될 것이다. 그렇지만 화학요법을 받는 동안 단식을 할 수 있을까? 그리고 그때의 단식은 과연 안전할까?

노라 퀸의 사례

노라 퀸(Nora Quinn)을 만난 것은 몇 년 전이었다. 전직 판사인 그녀는 제니 러셀과 마찬가지로 주기적 단식을 시도해보기로 결심했다. 침윤성 유방암(유방암 세포가 본래 발생한 부위에서 자라나 주위 조직까지 침범한 경우_옮긴이)에 걸린 노라는 이미 여러 차례의 화학요법과 방사선 치료를 받아 지칠 대로 지친 상태였다.

롱고 박사의 연구를 읽은 노라는 다음 화학요법을 받기 전후뿐 아니라 받는 동안에도 물만 마시는 7일 단식을 하기로 결정했다. 단식은 힘들었지만 그녀는 스스로 충분히 그렇게 할 만한 가치가 있다고 느꼈다. 화학요법의 부작용이 한결 줄어든 데다 회복 속도도 훨씬 빨랐기 때문이다.

얼마 전 노라는 정기적인 유방 엑스선 촬영 검사를 했다가 깜짝 놀랐다. 항암 치료를 받지 않은 유방에도 낭포 혹은 어쩌면 새로운 암처럼 보이는 것이 나타난 것이다. 추가 검사를 기다리는 동안 그녀는 물만 마시는 7일 단식을 실시했다.

"그리고 낭포가 사라졌어요. 모두 사라져버렸어요. 지금까지도 아무 이상 없고요."

그녀는 이렇게 덧붙였다. "이제 의사들이 단식을 진지하게 보고 있어서 전 정말 기뻐요. 하지만 의학계는 변화가 너무 더디죠.

그게 불만이에요."

단식 모방 다이어트

롱고 박사는 주기적 단식이 노라에게 매우 효과적이었다는 점을
다행으로 여겼지만, 물만 마시는 단식을 할 각오가 되어 있거나
그런 단식이 적합한 암환자는 많지 않음을 알고 있었다. 그래서
그의 연구팀은 미국 국립암연구소(National Cancer Institute) 등 여러
기관의 지원을 받아 '단식 모방 다이어트(FMD, Fast Mimicking Diet)'
를 고안해냈다. 극단적 방식의 단식이 아니라 한 달 가운데 닷새
동안 하루에 약 800칼로리를 섭취하는 FMD 방식은 채소, 올리
브유, 견과류가 골고루 포함된 적정 수준의 저단백 다이어트 요
법이다.

FMD 방식에 관해 더 알고 싶은 이들에겐 그 장단점을 상세히
다룬 롱고 박사의 책《단식 모방 다이어트(The Longevity Diet)》를 추
천한다. 그의 홈페이지(www.valterlongo.com)에서도 자세한 정보를
얻을 수 있다.

FMD 방식은 현재 이탈리아와 네덜란드, 독일, 미국의 병원에
서 실시 중인 최소 12건의 서로 다른 임상실험의 주제다. 유방암에
걸린 여성 250명을 대상으로 하는 임상실험에서는 무작위로 절반
을 뽑아 FMD 식단을 따르게 한 뒤 일반 식단을 따른 그룹과 비교
했을 때 화학요법 이후 실제로 저항력과 생존율이 개선되었는지
살펴볼 예정이다. 일부 실험의 결과는 곧 나올 것으로 보인다.

2 ⋯ 5:2 단식법

제니 러셀과 같은 질환이 있다면 주기적 단식법은 면역체계를 재설정하는 좋은 방식일 수 있고, 화학요법 치료를 받는 이에게 정말 도움이 되는 것으로 밝혀질 수도 있다. 하지만 나는 다른 방식, 즉 체중을 줄이고 당뇨병에서 벗어나는 손쉬운 방식을 찾고 싶었다.

그래서 지난 2012년엔 다른 수많은 학자들과 상의한 끝에 안전하고 보다 해볼 만하다 싶은 나만의 간헐적 단식법을 생각해냈다. '5:2 단식법'이라 명명한 이 단식법은 일주일 중 닷새는 건강하게 먹고, 단식을 하는 이틀은 평소 칼로리 섭취량의 25퍼센트까지 줄이는 방식이다. 즉, 이틀 동안은 하루에 약 600칼로리를 섭취한다는 뜻이다.

어떤 요일에 단식을 하든 큰 차이가 없을 거라고 생각한 나는 화요일과 목요일을 단식일로 정했다. 사교 활동을 하는 날이라는 확실한 이유로 금요일과 주말엔 단식을 하고 싶지 않았고, 월요일의 단식은 한 주를 시작하기에 그리 유쾌한 방식이 아니라는 생각이 들었다. 그렇게 특정 요일들을 배제한 뒤 화요일과 수요일에 연속으로 단식을 할까 했으나 그 또한 곤란할 것이란 생각이 들어 화요일과 목요일을 고른 것이다.

5:2 방식을 생각해낸 것은 다소 우연이었지만, 이 방식이 나뿐만 아니라 수많은 사람들에게 인기 있고 효과 또한 있음이 드러나 스스로 놀랍고도 만족스러웠다. 데니스(Denise)도 이 방식을 좋

아하는 이들 중 한 명이다.

51세 여성인 데니스는 몇 년 전 계단을 오르기만 해도 숨이 가빠지는 자신을 보며 이제 뭔가 해야 할 때임을 깨달았다. 데니스는 어머니가 제2형 당뇨병을 앓고 있었는데, 자신 또한 병원에서 경계성 당뇨병이라는 진단을 받자 정말 놀라지 않을 수 없었다.

"선생님의 책을 보고는 정확히 그대로 따라했어요. 5:2 단식법을 시작하고 처음 8주 동안엔 16킬로그램을, 이후에는 6킬로그램을 더 줄였죠. 이제는 경계성 당뇨환자가 아닐 뿐 아니라 오히려 그 어느 때보다도 훨씬 건강하답니다. 어젠 병원에 갔었는데 의사가 제게 모범적인 환자라고 하더군요."

체중이 줄기 시작하자 데니스에게는 또 다른 건강한 습관이 생겼다. 먹는 것을 불안한 마음의 위안으로 삼는 악순환에서 벗어났고, 기분이 훨씬 좋아지면서 삶을 바꾸고 싶다는 선순환으로 돌입한 것이다. 이는 흔히 나타나는 현상이다. 데니스는 내게 이렇게 말했다.

"이젠 잠도 잘 자고, 이전보다 훨씬 에너지가 넘쳐요. 마음챙김을 시작했고 걷기 모임에도 가입했죠. 걷기 모임 덕분에 수영도 하게 되었고요."

그렇다면 데니스가 5:2 단식을 꾸준히 할 수 있었던 이유는 무엇일까?

"체중이 줄었다는 사실을, 그리고 신경 써서 관리하지 않으면 원래대로 돌아갈 거란 사실을 알았으니까요. 남편은 키가 크고 마른 편이라 피자를 많이 먹어도 괜찮은 유형이에요. 하지만 나는 그런 사람이 아니라는 걸 알았고, 그걸 인정하기로 했어요. 다른 식으로도 살 수 있음을 머릿속으로 받아들인 거죠. 그게 아주 중요해요."

곤란한 순간도 있었을까?

"많았어요. 크리스마스 때 먹고 남은 초콜릿을 찾으려고 집 안을 배회하던 어느 날 저녁의 기억이 생생하네요. 다행히도 잘 숨겨둔 덕분에 결국은 포기하고 대신 책을 읽었죠. 남편과 아이들은 제 5:2 단식에 아주 협조적이에요. 단식을 하면서부터 내가 건강과 자신감 면에서 얼마나 크게 달라졌는지를 봤으니까요."

새로운 연구

데니스처럼 체중 감량에 성공한 이들의 피드백을 받는 것은 대단히 기분 좋은 일이다. 하지만 다이어트 프로그램에는 결국 과학적 연구가 뒷받침되어야 한다. 그렇다면 이제껏 어떤 연구가 실시되었고 어떤 결과가 나왔을까?

5 : 2 단식법과 혈당 수치

2018년 7월, 호주의 샌섬 보건의료연구소(Sansom Institute of Health Research) 소속 연구팀은 혈당 수치가 높은 사람들을 대상으로 5:2 단식의 효과를 시험한 장기 연구의 결과를 발표했다.[10]

이런 유형의 연구가 얼마나 오래 걸리는지 대략이나마 알려

주기 위해 그 과정을 간단히 소개하겠다. 샌섬 연구소 팀이 임상 실험 계획에 들어간 것은 2014년이었고 실험을 마무리한 것은 2017년 말, 그 결과를 발표한 것은 2018년 7월이었다.

연구팀은 혈당 수치가 높은 과체중 또는 비만인 실험 참가자 137명을 임의의 두 그룹으로 나눈 다음 5:2 단식법과 일반적인 체중 감량 다이어트 중 각 그룹이 1년 동안 실시할 방식을 지정해 주었다. 이어 체중과 혈당 수치를 꼼꼼히 측정하고, 두 그룹에게 샘플 메뉴와 함께 각각의 식단 정보가 담긴 책자를 제공한 뒤 각자 집으로 돌아가 지정된 다이어트를 실시하도록 했다.

이 독특한 연구에서 대단히 중요한 점은 보통의 다이어트 실험에서처럼 참가자들에게 특식 또는 식사대용 음식을 전달하거나 전문가의 도움을 수없이 제공하지 않았다는 것이다. 참가자들은 조언만 얻었고, 처음 몇 개월 동안만 전문 영양사와 정기적으로 만났을 뿐이다. 즉, 비용이 많이 드는 전문가의 도움을 많이 받아야만 할 수 있는 방식이 아니라 현실에서 경험할 수 있는 방식을 따르고 시도하는 게 핵심이었던 것이다.

결과는 어땠을까? 실험을 시작하고 처음 3개월 동안 두 그룹 모두 실제 식단을 잘 지켰다. 5:2 단식을 하는 그룹은 97퍼센트, 일반 다이어트 그룹은 90퍼센트가 각자의 식단을 유지했다.

연말쯤에는 실험 참가자의 3분의 1 정도가 지정된 식단을 중단했다. 자신의 목표를 달성했거나 다이어트에 지쳤기 때문이다. 낙오자 비율은 5:2 단식 그룹보다 일반 다이어트 그룹에서 더 높게 나타났다. 사실 5:2 단식을 하는 참가자들은 어떤 이유에서건 단식을 중단했다가도 다시 시작하는 것이 쉽다는 사실을 알아챘다. 반면 일반 다이어트 식단을 따르는 참가자들은 영영 포기하는 경향을 보였다.

그렇다면 체중 감량은 어땠을까? 5:2 단식 그룹의 참가자들은 평균 7.1킬로그램을 줄였는데, 이는 일반 다이어트 그룹에 비해 2.1킬로그램을 더 줄인 것이다. 이들은 또한 지방 감소분도 더 많았고 혈당 수치 역시 크게 개선되었다.

더 좋은 결과가 나온 사람들도 있었다. 5:2 단식 그룹의 상위 20퍼센트는 일반 다이어트 그룹의 상위 20퍼센트에 비해 4킬로그램이 더 많은, 평균 12.5킬로그램의 체중을 감량했다.

이러한 실험 결과를 바탕으로 연구팀에서는 5:2 단식을 제대로 모니터해서 실시한다면 제2형 당뇨병 환자들에게도 안전하고 효과적이라는 결론을 내렸다.

5:2 단식법과 유방암

2013년《간헐적 단식법》이 출간된 직후, 영국 맨체스터 대학의 미셸 하비(Michelle Harvie) 박사와 토니 하웰(Tony Howell) 교수는 중년 여성 115명을 대상으로 일주일에 이틀간 칼로리를 제한했을 때의 효과에 대한 연구 결과를 내놓았다.[11]

실험에 참가한 여성들은 세 그룹으로 나뉘었다. 첫 번째 그룹은 1,500칼로리의 지중해식 식단을 따르게 했고 2일 다이어트를 실시할 두 번째 그룹은 일주일에 닷새는 지중해식 식단을, 나머지 이틀은 650칼로리를 섭취하는 저탄수화물 식단을 따르게 했다. 세 번째 그룹은 칼로리 제한은 두지 않은 채 일주일에 이틀간 탄수화물을 피하도록 했다.

그로부터 3개월 뒤 두 번째 그룹은 매일 지중해식 식단을 따른 첫 번째 그룹이 보인 체중 감량 수치의 거의 두 배에 해당하는 평균 6킬로그램을 감량했고, 복부지방 역시 훨씬 많이 줄어들었으며, 첫 번째 그룹과 달리 인슐린 저항성이 크게 개선되었다. 이 이틀짜리 다이어트를 3개월 이상 실시한 참가자들은 평균 6킬로그램을 감량했는데 그중엔 14킬로그램 이상을 기록한 사람도 있었다. 5:2 단식을 시도하고 싶은 이들에게 아주 고무적인 연구가 또 하나 발표된 셈이다.

최근에 발표된 또 다른 연구에서 하비 박사는 유방암 발병 위험성이 높은 과체중의 폐경 전 여성 23명에게 생리 주기 동안 일주일 중 이틀간 칼로리 섭취를 줄이도록 했다.[12] 실험 참가자들은 표준검사뿐 아니라 유방조직 검사에도 동의했다.

한 달 동안 참가자들은 평균 3킬로그램을 감량했으며 주로 체지방이 줄었다. 뿐만 아니라 그들 대부분에게선 유방암과 관련된 세포 활동에 눈에 띄는 변화가 나타났다.

5:2 단식법이 인간의 뇌에 미치는 영향에 관한 첫 번째 임상실험

간헐적 단식의 취지를 전파하는 일에 내가 그토록 열중하는 또 다른 이유는 치매 예방이라는 잠재적 효과 때문이다. 치매는 현재 영국에서 가장 주요한 사망 원인이다. 또한 지금 전 세계에선 5,000만 명 이상이 치매를 앓고 있는데, 2050년이 되면 이 수치는 세 배로 늘어날 것이라 예상된다.

치매는 일단 증상이 나타나면 어떻게 해도 막을 수 없기 때문에 새로운 접근법이 절실히 필요하다. 치매 연구에 엄청난 비용을 투자했음에도 지금까지의 약들은 대체로 효과가 없었다.

이런 가운데 미국 국립노화연구소 산하 신경과학연구실의 마크 매트슨(Mark Mattson) 박사가 관련 연구를 진행하고 있다. 매트슨 박사는 간헐적 단식이 뇌에 미치는 영향을 오랜 기간 연구하면서 이 방식이 치매, 파킨슨병, 기억력 상실 같은 질환을 퇴치하는 데 어떻게 도움이 되는지 보여줬다.

과거 그의 연구 대부분은 동물을 대상으로 이뤄졌으며, 간헐적 단식이 뇌 건강에 좋은 이유를 정확히 이해하려는 것이 목적이었다. 몇 년 전 그는 내게 알츠하이머병에 걸리도록 특수 번식된 쥐를 대상으로 진행한 실험을 보여줬다. 그 쥐들에게선 대개 사람의 중년 나이에 해당하는 생후 12개월 즈음 알츠하이머병이 나타났다. 그러나 박사가 간헐적 단식을 시킨 쥐들은 노년기에 접어들 때까지 알츠하이머병 징후를 보이지 않았다. 또한 이 실험에서 죽은 쥐들의 뇌를 살펴보니 간헐적 단식을 실시한 쥐들의 경우 새로운 뇌세포가 자라났음이 드러났는데, 특히나 학습과 기억력에 매우 중요한 해마 부위에서 그러했다.

이런 현상이 벌어진 이유는 무엇일까? 최근 매트슨 박사 연구팀은 이 일련의 과정에서 케톤체가 중요하다는 점을 밝혀냈다. 앞서 설명했듯 케톤체는 '신진대사 스위치를 돌릴 때', 즉 몸이 에너지를 얻기 위해 포도당을 연소시켰던 체계에서 지방을 연소시키는 체계로 바뀔 때 간에서 생성된다. 일부 건강 전문가들의 주장에도 불구하고, 우리의 뇌는 케톤체를 에너지원으로 했을 때 기능이 훨씬 향상된다. 실제로 많은 경우 뇌에서는 에너지원으로 케톤체를 선호하는 것 같다.

지금으로부터 2,000여 년 전에 고대 그리스인들이 알아낸 것처럼, 단식을 통해 케토시스 상태가 되는 것은 뇌전증의 치료나 예방에 효과적인 방법이다. 저탄수화물 케토제닉 식이요법은 1930년대 아동 뇌전증 치료법으로 처음 개발되어 지금도 여전히 활용되고 있다.

그렇다면 케톤체가 뇌에 그렇게 좋은 이유는 무엇일까? 매트슨 박사는 이렇게 설명했다.

"케톤체는 신경세포에 직접 작용해서 BDNF라는 단백질의 생성을 촉진하기 때문입니다."

BDNF, 즉 뇌유래신경영양인자(Brain Derived Neurotrophic Factor)는 새로운 뇌세포들의 생성 및 연결을 촉진하는 단백질임과 동시에 천연 항우울제이기도 하다. 많은 사람들이 5:2 단식을 의외로 하기 쉽다고 생각하는 이유를 이것이 설명하는 셈이다.

간헐적 단식이 기억력을 향상시키고 치매를 지연시킬 수 있다는 매트슨 박사의 동물실험은 대단히 흥미로웠다. 하지만 내게 정말 흥미로운 소식은 5:2 단식이 인간의 뇌를 보호하고 뇌 기능을 촉진할 수 있는지 알아보기 위해 그가 인간을 대상으로 실시한 최초의 실험이 이제 막바지에 도달하고 있다는 것이다.

이 실험을 위해 매트슨 박사는 인슐린 저항성이 있다고 확인된 40명의 실험 참가자(55~70세)를 모집했다. 참가자들은 인슐린 저항성 때문에 치매 등 기타 기억력 문제가 생길 수 있는 위험군에 속했다. 박사는 참가자들을 무작위로 5:2 단식 실시 그룹과 대조군으로 나눴고, 대조군에는 건강한 생활방식에 관한 카운슬링을 제공했다.

실험을 시작하면서 연구팀은 참가자들에게 체중, 인슐린 저항성, 혈액 내 케톤 수치 측정 등 전반적인 검사를 실시했다. 참가자들은 또한 다양한 인지검사(기억력 및 지적 능력을 파악하기 위해)와 더불어 뇌 정밀검사와 요추천자(알츠하이머병의 생체지표가 있는지 측정하기 위해 척수에 바늘을 꽂아 골수를 뽑아내는 시술)도 받았다. 이후 이들은 12주에 걸친 임상실험이 끝날 때까지 2주에 한 번씩 병원에 와서 동일한 검사를 받아야 했다.

어떤 결과가 나왔을까?

실망스럽게도 말해줄 수 없다. 연구가 아직 마무리되지 않았기 때문이다. 매트슨 박사에게 결과를 물었을 때 내가 들은 말은 "중간 자료는 고무적입니다"가 전부였다. 결과는 이제 곧 발표될 것으로 보인다. 하루 800칼로리 초고속 다이어트 홈페이지의 뉴스

레터 구독을 신청하면 다이어트 관련 임상실험 결과나 정보를 얻을 수 있다.

연구가 진행되는 동안 매트슨 박사는 만약 치매 발병을 늦추는 방법으로 간헐적 단식을 고려 중이라면 되도록 빨리 시작하라고 충고했다.

"치매로 이어지는 변화는 한참 전에 일어납니다. 어쩌면 학습이나 기억력 장애가 나타나기 수십 년 전일 수도 있죠. 젊을 때나 중년일 때 일찌감치 식단 조절을 시작하는 것이 중요한 이유입니다. 그렇게 하면 뇌에서 일어나는 이런 해로운 과정이 진행되는 것을 늦춰주고, 그럼으로써 90세에도 뇌가 완벽하게 제 기능을 하는 삶을 살 수 있습니다."

우리의 변화를 막으려는 수많은 압력이 존재한다는 점도 그는 다음과 같이 지적했다.

"만약 사람들이 식사를 건너뛰기 시작하면 식품 업계는 수익을 내지 못할 겁니다. 제약 업계도 마찬가지고요. 우리의 과제는 사람들이 스스로 할 수 있는 일이 무엇인지 이해하고 행동할 수 있도록 과학적 사실을 전달하는 것입니다."

매트슨 박사와 마찬가지로 나 역시 인간의 뇌가 단기간 단식으로 긍정적인 효과를 볼 수 있다고 확신한다. 이는 내가 여전히 단기간 단식을 하는 이유이기도 하다. 또한 간헐적 단식은 심장에 미치는 효과 등 다른 건강상의 이점이 상당하다는 게 내 생각인데, 그 이점들을 이제부터 하나씩 살펴보자.

5:2 단식과 심장 건강

영국 작가 찰스 디킨스(Charles Dickens)는 이렇게 말했다. "절대 굳지 않는 심장을 가져라(Have a heart that never hardens)." 의학적 의미에서 한 말은 아니었지만 훌륭한 조언이다. 영국에서 심장질환은 치매에 이어 두 번째로 주요한 사망 원인이다. 심장마비를 이겨냈다 하더라도 치명적인 영향은 남을 수 있다.

심장은 일반적으로 사랑을 상징하지만 실제로는 성능이 아주 뛰어난 펌프일 뿐이다. 주먹만 한 크기에 불과한데도 심장은 9만 6,500킬로미터에 달하는 우리 몸 속 혈관을 통해 5리터의 혈액을 1분에 70번씩 밀어낸다. 이를 하루로 환산하면 10만 번에 달한다. 심장 건강을 잘 유지한다면 평생 약 30억 번에 걸쳐 혈액을 밀어내는 셈이다.

문제는 대다수 사람들의 심장이 정상 속도보다 빨리 노화한다는 점이다. 흔히 심장이 우리 몸에서 가장 먼저 심각한 문제가 생기는 신체기관인 이유 역시 이것이다. 만약 자신의 심장이 실제 얼마나 '늙었는지' 알고 싶다면 NHS 홈페이지에 들어가 관련 질문(www.nhs.uk/conditions/nhs-health-check/check-your-heart-age-tool)에 응답해보자.

그렇다면 어떻게 심장을 젊게 유지할 수 있을까? 지중해식 식단을 실시하거나(4장 참조)나 활동량을 늘리거나(5장 참조) 스트레스를 줄이는(6장 참조) 방식을 통해 심장의 나이를 낮추고 심장마비나 뇌졸중에 걸릴 위험성을 줄일 수 있다.

또한 5:2 단식을 실시하면 체중 감량과 혈당 수치 저하에 도움이 됨과 동시에 심장 건강도 개선될 것이다. 최근의 한 실험에서는 과체중인 남녀 27명에게 무작위로 5:2 단식 다이어트 또는 일반 다이어트를 지정한 다음 체중의 5퍼센트를 줄이게 했다.[13] 5:2 단식 그룹은 59일 만에 5퍼센트 감량에 성공한 반면 일반 다이어트 그룹은 73일이 걸렸다.

혈압의 경우, 일반 다이어트 그룹이 3퍼센트 떨어진 데 반해 5:2 단식 그룹은 그보다 훨씬 더 큰 9퍼센트 정도가 하락했다. 또한 참가자들에게 지방이 많이 들어간 음식을 제공했을 때 5:2 단식 그룹은 혈액에서 지방을 훨씬 빠르게 제거할 수 있는 것으로 나타났다. 5:2 단식의 아주 고무적인 결과를 보여주는 또 다른 실험 사례였다.

하루 800칼로리 초고속 다이어트를 시작하기 전에 혈압과 혈당 수치를 측정해볼 것을 권장한다. 그렇게 해야 자신의 심장 건강 상태를 확인할 수 있기 때문이다. 만약 '좋지 않다'는 결과가 나오면 하루 800칼로리 초고속 다이어트를 실시하려는 마음이 더욱 커질 것이다. 괜찮기를 기대하며 심장마비가 일어날 때를 기다리기보다는 그런 상황이 닥치기 전에 행동하는 편이 훨씬 더 나을 테니 말이다.

3 ··· TRE 단식법

마지막으로 살펴볼 간헐적 단식 방식은 최근 특히 밀레니얼 세대, 보디빌더, 연예인 사이에서 인기를 끌고 있는 TRE 단식이다. 배우 휴 잭맨(Hugh Jackman)은 영화 〈울버린(Wolverine)〉 속 자신의 체격이 16:8 방식의 TRE 단식을 실시한 덕에 가능했다고 밝혔다. 나는 이발하러 갈 때마다 헤어디자이너와의 잡담을 즐기는데, 요즘은 모두 TRE 단식을 하는 것 같다.

TRE 단식의 규칙은 매우 간단하다. 제한된 시간, 가령 12시간(12:12 방식이라고 함) 내에 하루 칼로리의 대부분을 섭취하는 것이다. 이런 시간대(가령 오전 9시에서 오후 9시까지)를 정하고 나면 그 외의 시간에는 칼로리가 있는 어떤 것도 먹거나 마시지 않는다.

TRE 단식은 단순히 저녁을 조금 일찍 먹고 아침을 조금 늦게 먹는 식(12:12 방식)으로 시작 가능하다. 이렇게 하면 보통 야간 공복시간(잠을 자느라 먹지 않는 시간)이 몇 시간 늘어난다. 이 방식에 익숙해지면 14:10 방식, 또는 휴 잭맨처럼 16:8 방식(가령 정오부터 밤 8시까지 8시간 동안 모든 칼로리를 섭취하고 16시간을 금식하는 방식)으로 단계를 높일 수 있다.

TRE 단식의 원리

'시간제한 식사법'의 개념은 새로운 것이 아니다. 2,500여 년 전 부처는 제자들에게 점심식사 이후 아무것도 먹지 않고 이튿날 아침까지 금식하는 습관을 들인다면 정신이 한층 맑아지고 행복감을 느끼게 될 것이라 말했다. 하지만 실제로 시간제한 식사법에 과학을 접목한 이는 미국 샌디에이고에 있는 생체의학 및 생명과학 분야의 세계적 연구센터 솔크 연구소(Salk Institute)의 사친 판다(Satchin Panda) 박사다.

나는 지난 2012년《간헐적 단식법》을 쓰기 위해 자료조사를 하던 차에 판다 박사의 연구를 처음 알게 되었다. 인터넷을 돌아다니다가 판다 박사와 그의 연구팀이 발표한 '칼로리 섭취량은 줄이지 않는 시간제한 식사법, 고지방 식단을 실시한 쥐의 신진대사 질환을 예방하다'[14]라는 제목의 연구를 찾았다. 눈길을 확사로잡는 연구였다.

연구팀은 유전적으로 동일한 두 그룹의 쥐에게 고지방 고당분 식단을 실시했다. 두 그룹의 쥐는 모두 정확히 동일한 양의 먹이를 먹었다. 다만 첫 번째 그룹은 먹고 싶을 때마다 언제든 먹고, 두 번째 그룹은 하루 중 정해진 8시간 동안에만 먹을 수 있다는 것이 차이점이었다. 즉, 두 번째 그룹의 쥐들은 하루 중 16시간 동안 본의 아니게 단식을 했다는 의미였다.

실험 시작 뒤 100일이 지나자 두 그룹 사이에는 몇 가지 두드러진 차이점이 나타났다. 시간제한 없이 고지방 고당분 먹이를 먹고 싶을 때 마음대로 먹은 첫 번째 그룹의 쥐들은 예상대로 체중이 많이 증가했고 특히 내장지방이 늘었다. 그 결과 콜레스테롤과 혈당 수치가 높아졌고, 간 손상의 징후 역시 이미 나타나고 있었다. 그러나 8시간의 시간제한을 제외하고 동일한 조건에서 동일한 먹이를 먹은 두 번째 그룹의 쥐들에게선 놀랍게도 그런 변화가 일어나지 않았다. 체중 증가 폭도 훨씬 적었고 간 손상 역시 한결 경미했던 것이다.

인간 대상의 TRE 실험

판다 박사 팀의 연구를 읽은 나는 TRE 방식이 인간에게도 효과가 있을지 확인하고 싶었다. 그래서 2017년 인간을 대상으로 한 최초의 TRE 임상실험에 참여해달라는 요청을 받았을 때 흔쾌히 응했다. 실험은 영국 서리 대학의 조너선 존스턴(Jonathan Johnston) 박사가 세운 계획에 따라 진행되었다.[15]

존스턴 박사는 건강한 실험 참가자 16명을 모았다. 그리고 참가자들의 체지방, 혈당 수치, 혈중 지방, 콜레스테롤 수치를 측정한 다음 무작위로 블루와 레드 두 그룹으로 나눴다.

그는 대조군인 블루 그룹에겐 평소대로 생활하게 한 데 반해 레드 그룹에겐 평상시 식단을 유지하면서 아침은 90분 늦게, 저녁은 90분 일찍 먹도록 했다. 이렇게 하면 음식물 섭취 없이 지내는 시간(단식 시간)이 매일 3시간 추가되는 셈이었다. 실험은 10주 동안 진행되었고, 모든 참가자는 평소와 같은 양의 음식을 섭취하도록 푸드 다이어리를 작성했다.

10주가 지날 무렵 우리는 모든 지원자를 소집해서 기존에 했던 검사를 다시 실시했다. 아침을 늦게 먹고 저녁을 일찍 먹은 레드 그룹은 체지방이 더 많이 줄었고, 평균 약 1.6킬로그램을 감량했으며, 대조군인 블루 그룹에 비해 혈당과 콜레스테롤 수치가 더 많이 떨어졌다. 두 그룹의 차이는 아주 크지 않았지만 의미가 있었다. 참가자 대부분은 이 다이어트 실험이 비교적 하기 쉬웠다고 말했다.

판다 박사는 미국 시카고 대학의 크리스타 바라디(Krista Varady) 박사와 팀을 이뤄 또 다른 소규모 연구를 진행했다.[16] 비만인 남녀 23명을 모아 오전 10시부터 오후 6시 사이에만 음식을 먹게 하는 실험이었다. 참가자들은 그 시간 동안 원하는 대로 먹고 마실 수 있었으나 그 외의 시간에는 물, 홍차, 커피, 다이어트 탄산음료 외의 그 어떤 것도 먹거나 마실 수 없었다.

실험 참가자들은 이 원칙을 (대체로) 잘 지켰고 12주 동안 지방을 평균 2킬로그램 줄였다. 역시나 큰 폭의 체중 감량은 없었지만 인슐린 저항성이 크게 떨어졌다. 이들은 또한 이전보다 숙면을 취하고, 취침 전 허기가 줄어들었으며, 보다 활력이 넘친다고 말했다.

직접 TRE 단식을 해봤더니 시도해볼 만하다는 생각이 들었다. 칼로리 섭취량을 하루 800칼로리로 제한한다면 특히 도움이 될 것으로 보였다. 하루 800칼로리 초고속 다이어트에 TRE 단식을 포함시킨 이유다.

최적의 단식 시간
동물 실험 결과에서는 16시간 이상 단식을 하는 것이 가장 효과적이라고 나타났지만, 많은 사람들에게는 이런 방식이 불가능할 수 있다. 그렇다면 적어도 몇 시간 동안 단식을 해야 할까?

판다 박사는 이렇게 말한다. "체지방 연소는 대체로 마지막 식사를 마치고 6~8시간이 지나야 일어나며, 만 12시간이 지나면 거의 기하급수적으로 증가합니다. 즉, 12시간 이상 단식을 해야 아주 효과적일 것이라는 의미죠. 일단 원하는 만큼의 체중 감량에 성공하면 다시 11~12시간 단식으로 돌아가서 체중을 유지하는 방법도 있습니다."

그는 무턱대고 곧장 16:8 방식(16시간 단식하고 8시간 내에 식사하는 방식)에 돌입하기보다는 천천히 시작하는 편을 권한다. 처음엔 12시간 내에 식사하는 방식으로 시작했다가 2주 뒤에는 식사 가능 시간을 10시간으로 줄이고, 그래도 몸 상태가 괜찮다면 8시간으로 줄이는 식이다. 마치 운동할 때처럼 강도를 점차 높여가는 것이 핵심이다. 훈련은 눈곱만큼도 하지 않고 마라톤에 도전하겠다는 것은 결코 좋은 생각이 아닐 테니 말이다.

단식할 때와 식사할 때가 중요할까?

물론 많은 사람들은 하루가 끝날 무렵 푸짐한 식사를 하면서 긴장을 풀고 싶어 하지만, 대부분의 칼로리는 가급적 일찍 섭취하는 편이 좋다. 우리 몸의 시스템은 저녁보다는 아침이나 오후에 당분과 지방을 처리하는 일에 훨씬 능숙하기 때문이다. 저녁이 되면 몸은 밤을 맞이할 준비에 들어가기 때문에 복잡한 소화 과정을 강제로 다시 시작해야 하는 상황을 달가워하지 않을 것이다.

이 주장을 확인하기 위해 내 몸을 대상으로 작은 실험을 해보기로 했다. 나는 하룻밤 단식을 한 뒤(12시간 동안 아무것도 먹거나 마시지 않은 채) 친한 의사의 도움으로 채혈을 했다. 그런 다음 정확히 오전 10시에 베이컨, 달걀, 소시지를 많이 넣은 전형적인 영국식 볶음 요리를 먹었다.

식사를 마친 뒤엔 곧장, 그리고 이후에는 몇 시간에 걸쳐 30분마다 채혈을 했다. 그러고 나서 저녁 늦게까지 물 이외에는 아무것도 먹지 않았다.

아침을 먹고 12시간이 지난 밤 10시에 그날의 두 번째 식사를 했다. 아침 메뉴와 똑같이 베이컨, 달걀, 소시지를 넣은 볶음 요리였다. 그러고는 이제 배가 부르니 자야겠다고 생각하기 전까지 몇 시간에 걸쳐 규칙적으로 채혈을 했다.

혈액검사 결과는 다소 충격적이었다. 내 혈당 수치는 아침으로 볶음 요리를 먹고 난 후 빠르게 상승했다가 몇 시간 뒤에 정상으로 돌아왔다. 혈중 지방 수치 역시 마찬가지로 빠르게 올라갔다가 3시간 정도 지나자 떨어지기 시작했다.

그러나 저녁식사 후의 혈액검사 결과는 매우 달랐다. 정확히 똑같은 음식을 먹었음에도 혈당 수치는 상승한 뒤 몇 시간이나 그대로 있었던 것이다. 혈중 지방 수치는 훨씬 나빠져서 식사를 마치고 4시간이 지난 새벽 2시에도 여전히 오르고 있었다. 그 이후 나는 잠자리에 들었기 때문에 혈중 지방 수치의 상승이 언제

멈췄는지는 모른다.

　시스템상 우리 몸이 밤늦게 많은 음식을 처리해야 하는 상황을 좋아하지 않는다는 사실은 많은 연구에서 분명하게 드러났다. 그러므로 같은 음식이라도 한밤중에 먹으면 그보다 일찍 먹는 것보다 훨씬 좋지 못한 영향을 미칠 것이다.

TRE 단식과 위산 역류

위산 역류(속쓰림)로 고생하고 있다면 잠자리에 들기 훨씬 전에 식사를 마칠 것을 강력하게 권한다. 취침 전 3시간 이내에 식사를 하면 산성이 강한 음식들은 미처 다 소화되지 못한 채 식도를 타고 역류할 위험이 있다. 많은 사람들이 그러는 것처럼 밤에 부드러운 음료를 마시거나 시리얼을 한 그릇 먹어서 속쓰림을 달래려 하는 것은 증상을 악화시킬 뿐이다.

TRE 단식과 암

앞서 살펴봤듯 5:2 단식을 실시하면 인슐린 수치가 낮아진다. 높은 인슐린 수치는 암을 유발하는 중요 요인이다. 그렇다면 TRE 단식도 암 발병 가능성을 낮출 수 있을까? 이와 관련된 실험은 아직까지 진행된 적 없지만, 연구자들은 완전히 다른 목적으로 고안된 대규모 연구를 활용해서 그 가능성을 알아봤다.

　미국 국립보건원(NIH)에서 지원하는 임상실험 '여성의 건강한 식생활과 삶(The Women's Healthy Eating and Living)'에는 엄청난 비용이 들어갔다.[17] 연구팀은 유방암에 걸린 약 2,400명의 미국 여성들을 임의의 두 그룹으로 나눈 뒤, 첫 번째 그룹에는 저지방 식단을 실시하고 두 번째 그룹에는 '1일 5시간 단식'의 효과를 설명한 팸플릿을 나눠줬다. 그런 다음 실험 참가자들을 7년에 걸쳐 추적 관찰하여 저지방 식단을 실시하면 어떤 차이가 있는지 알아봤다.

두 그룹이 보인 결과에는 아무런 차이가 없었다. 지방 섭취량이 19퍼센트 감소하기는 했지만 저지방 식단을 실시한 그룹의 상황은 대조군보다 크게 나을 게 없었기 때문이다.

그러나 TRE 방식을 탐구하는 연구팀의 관점에서 볼 때 이 연구에서 중요한 점은 실험 참가자들로 하여금 '무엇'을 먹었는지뿐만 아니라 '언제' 먹었는지까지도 자세히 기록하게 했다는 데 있다.

푸드 다이어리에서 하룻밤에 13시간 이상 단식했다고 기록한 참가자들은 13시간 이하 동안 단식한 참가자들에 비해 유방암 재발률이 36퍼센트나 낮은 것으로 나타났다. 또한 연구팀은 보통 저녁 8시 이후에 식사를 한 참가자들이 훨씬 더 뚱뚱하다는 것을 알아냈다. 야식을 걸러야 하는 또 다른 좋은 이유가 드러난 셈이다.

TRE 단식과 하루 800칼로리 초고속 다이어트

TRE 단식은 여타 다이어트와 매우 잘 어울린다. 하루 800칼로리 초고속 다이어트의 일환으로 TRE 단식을 시도해볼 것을 추천하는 이유가 이것이기도 하다. TRE 단식은 여러 면에서 하루 800 칼로리 초고속 다이어트를 더 쉽게 만들고(비교적 짧은 적용 기간이 지나면 허기를 느끼지 않아 밤늦게 야식을 먹고 싶은 마음도 안 든다) 감량한 체중을 유지하는 효과적 수단이 될 수 있다.

메리 파틴(Meri Fatin)은 호주의 유명 방송인이다. 현재 46세로 다섯 아이의 엄마인 그녀는 날씬하고 젊어 보이지만, 몇 년 전만 해도 체중이 100킬로그램 이상이었다. 과체중 문제는 첫 아이 출산과 더불어 시작되었다.

"첫 번째 임신으로 체중이 30킬로그램 가까이 늘었어요. 그때 깨달았죠. 체중을 어떻게 줄여야 하는지 전혀 모른다는 걸 말이에요. 웨이트 와처스(Weight Watchers, 체중 감량 및 다이어트 서비스 전문기업_옮긴이)부터 피트니스 전문가 제니 코언(Jenni Cohen)의 프로그램까지 온갖 종류의 다이어트를 다 해봤지만 요요 현상이 계속 나타났어요. 22년 동안 체중이 고무줄처럼 늘었다줄었다 했죠."

마침내 어떻게든 과체중 문제를 해결해야겠다고 결심한 그녀는 TRE 단식을 활용한 하루 800칼로리 초고속 다이어트를 시작했다.

"감량 결과를 빨리 확인할 수 있다면 그 체중을 유지할 거라는 점은 알고 있었어요. 그동안 읽었던 수많은 다이어트 관련 기사나 글에서 그렇게 얘기했으니까요. 때로는 식구들을 위해 음식을 만들면서도 나 자신은 먹지 않는 일이 어렵기도 했지만, 실제로 음식 때문에 마음이 흔들리지는 않았어요. 오히려 성공을 눈으로

확인할수록 동기부여가 되고 체중 감량이 더 쉬워졌죠. 놀라울
정도로 행복해졌고요."

메리는 4개월 만에 30킬로그램을 감량했다.

"정말 목표는 없었어요. 체중이 자꾸 줄어드니 그냥 계속했을
뿐이에요. 다이어트를 하면 우선 시력검사부터 다시 해야 한다고
봐요. 가능할 거라 예상했던 정도보다 훨씬 더 날씬해지니까요.
지금 제 신체 사이즈는 20대 시절과 똑같아요."

불어났던 체중을 모두 감량하고 2년이 지났지만 메리는 여전
히 날씬하고 건강한 상태인데, 그것이 가능한 방법을 물어봤다.

"주로 채소를 먹어요. 그렇다고 엄격하게 지키는 건 아니고요. 간
혹 고기를 먹는 채식주의자이고 술을 마시기도 하는 금주주의자
랄까요. 대신 설탕은 피하려 하죠. 전 지독한 설탕 중독자거든요."

메리가 고수하는 한 가지 규칙이 있다.

"매일 8시간 이내에 식사를 하려 노력하고, 그래서 오후 4시 이
후에는 먹지 않아요. 우리 식구들은 이제 거기에 익숙해졌어요.
저녁식사를 할 때에도 전 가족과 함께 있어요. 단지 먹지 않을 뿐
이지요. 제가 저의 건강과 식구들을 위해 했던 일이 규칙을 어기
는 것보다 훨씬 중요하다는 걸 우리 가족도 알게 되었으니까요."

요약

o 간헐적 단식에는 다양한 방식이 있다.

o 일주일 중 닷새간 단식을 하면 면역체계 재설정에 도움이 되고 화
학요법의 효과를 높일 수 있다.

o 간헐적 단식은 '자가포식' 과정을 활성화하고 몸을 복구 모드로 전
환시킨다.

o 5:2 방식은 체중 감량과 인슐린 민감성 향상에 좋을 뿐 아니라 뇌
기능을 촉진하고 심장 질환에 걸릴 위험을 줄이며 혈당 수치를 낮
추는 데도 도움이 될 수 있다.

o TRE 방식은 하루 800칼로리 초고속 다이어트를 보완하면서 체
중 감량과 유지를 돕는 효과적인 수단이 될 수 있다.

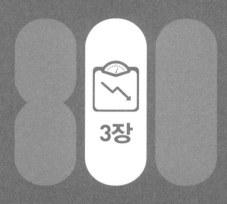

3장

초고속 다이어트의
과학적 배경

체중 감량 분야에서 간헐적 단식과 더불어 나타난 획기적인 주요 현상들 중 하나는 매우 빠르게 감량하는 다이어트 방식의 재등장이었다. 최대 20주까지 매일 하루 칼로리 섭취량을 800칼로리로 줄이거나, 3개월 안에 약 14킬로그램 감량을 기대할 수 있는 다이어트 방식이 다시 주목받고 있다.

"급속한 체중 감량은 효과적이지 못하고 소용도 없으며, 빨리 체중을 줄이면 원래 체중으로 돌아가는 속도도 훨씬 더 빠르다"는 말을 우리는 반복적으로 들어왔다. 하지만 이는 최신 연구를 통해 입증된 바가 아니다. 이 책을 쓰기 위해 조사하는 과정에서 체중 감량 전문가들을 통해 알게 된 몇 가지 사항은 다음과 같다.

1. 초고속 다이어트는 서서히, 그리고 꾸준히 하는 다이어트보다 빨리 원래 체중으로 돌아갈 가능성이 낮다.
2. 급속하게 체중을 줄인 사람들은 서서히 줄인 사람들보다 감량 목표치에 도달할 가능성이 더 높다.
3. 다이어트 시작 뒤 처음 몇 주 동안 감량한 수치를 보면 앞으로 얼마나 더 감량될 것이며 장기적으로 체중을 유지할 것인지 예측할 수 있다.

이번 장에서는 하루 800칼로리 초고속 다이어트에 급속한 체중 감량 방식을 안전하면서도 효과적으로 접목하는 방법을 알아볼 것이다. 그전에 우선 초고속 다이어트가 얼마나 성공적이고 효과적인지를 보여주는 세 가지 연구 사례부터 살펴보자.

다이렉트 실험

이 책 서문에서 언급했듯 2014년 초 나는 터무니없는 듯한 주장을 우연히 접했다. 초고속 다이어트를 실시하는 사람들은 체중을 많이, 빠르게 줄일 뿐 아니라 간에 쌓인 지방을 없애고 제2형 당뇨병도 개선할 수 있다는 주장이었다.

그런 대담한 주장을 펼친 인물은 유럽의 대표적인 당뇨병 전문가이자 영국 뉴캐슬 대학의 내과의학 신진대사 전공 교수인 로이 테일러 박사였다. 처음 만났을 때 테일러 박사는 초고속 다이어트를 통해 제2형 당뇨병(나이가 들면 발생하는 당뇨병 유형)의 증상을 완화하거나 어쩌면 '고칠' 수도 있음을 보여주는 자신의 연구 일부를 내게 제시했다.

테일러 박사가 설명했듯 대다수 사람들이 제2형 당뇨병에 걸리는 이유는 복부 주변에 지방이 지나치게 많아서다. 엉덩이나 허벅지의 지방과 달리 복부지방, 즉 내장지방은 간과 췌장에 침투해 '두 내장기관이 서로 신호를 보내는 것'을 막는다. 이는 결국 제2형 당뇨병으로 이어질 수 있다.

하지만 그저 췌장이 신호를 보내지 않은 채 조용히 있다고 해서 췌장을 되살릴 수 없다는 뜻은 아니다. 그리고 췌장을 다시 살리는 최고의 방법은 바로 빠르고 많은 체중 감량이다.

테일러 박사는 내가 5:2 단식을 실시한 덕분에 혈당 수치를 다시 정상으로 되돌릴 수 있었다고 이야기했다. 간과 췌장에 쌓인 지방을 제거하면서 체중의 10퍼센트 이상을 줄였기 때문이다.

테일러 박사의 주장에는 엄청난 의미가 담겨 있었다. 제2형 당뇨병은 세계에서 가장 빠른 속도로 증가하는 만성질환이다. 환자 수만 4억 명이 넘고, 약은 증상 관리에 도움이 되긴 하나 당뇨라는 근본적인 질환에는 제한적 효과만 미치는 수준이다.

만약 테일러 박사의 주장이 타당해서 제2형 당뇨병 환자들이 약 없이도 혈당을 정상 수치로 되돌릴 수 있다면 이는 대단히 획기적인 사건이 될 것이다. 그러나 박사가 임상실험을 통해 체중 감량 다이어트로 혈당 수치를 정상으로 낮출 수 있다는 것을 보여줬음에도 대다수 의사들의 반응은 여전히 회의적이었다.

테일러 박사는 이렇게 말했다. "의사들은 환자가 체중 감량 다이어트를 할 거라고 보지 않고, 이 방법이 효과가 있을 거라고도 생각하지 않습니다."

테일러 박사는 회의적인 의사들을 납득시키려면 규모가 매우 큰 임상실험을 실시해야 한다고 생각했다. 그는 친구이자 동료인 영국 글래스고 대학의 마이크 린(Mike Lean) 교수와 함께 당뇨병 개선 임상실험인 다이렉트(DIRECT, DIabetes REmission Clinical Trial의 약자_옮긴이)를 진행하기 위해 자선단체인 당뇨병 UK(Diabetes UK)를 설득해 160만 파운드(약 24억 원)의 연구 지원금을 받았다.[18]

두 사람은 먼저 스코틀랜드 북동부 지역의 일반 개인병원을 통해 298명의 당뇨병 환자를 모집했다. 그런 뒤 이들을 임의의 두 그룹으로 나눠 한 그룹은 행동 지원 프로그램과 함께 주로 식사 대용 셰이크로 구성된 하루 800칼로리 다이어트 식단을, 다른 그룹은 상투적인 최고의 다이어트 조언을 따르게 했다. 테일러 박사와 린 교수는 그 환자들의 상태를 1년 이상 추적 관찰했고, 4년이 넘는 시간을 전체 연구에 쏟았다.

2018년 2월 학술지 〈랜싯(The Lancet)〉에 발표된 그 연구 결과의 내용은 매우 놀라웠다.

- 대조군은 체중이 1킬로그램 빠진 데 비해 하루 800칼로리 식단을 실시한 그룹에서는 평균 10킬로그램이 빠졌다.
- 하루 800칼로리 식단을 실시한 그룹의 25퍼센트는 체중이 15킬로그램 이상 빠졌다. 대조군에서 그 정도의 체중을 감량한 사람은 한 명도 없었다.
- 하루 800칼로리 식단을 실시한 그룹의 절반 가까이는 당뇨병 약 복용을 전부 중단했음에도 혈당 수치가 정상으로 되돌아왔다. 체중을 더 많이 뺄수록 췌장의 기능을 되살릴 가능성이 높아졌고, 15킬로그램 이상 감량한 사람들의 86퍼센트는 당뇨 증상에 차도를 보였다(다시 말해 모든 약의 복용을 중단했으나 혈당 수치가 정상으로 돌아왔다).

린 교수는 결과에 흡족해하며 이렇게 말했다.

"우리의 임상실험 결과로 생각해보자면, 제2형 당뇨병 환자들에게 차도가 있을지 최소한의 시도는 충분히 해보는 데 필요한 지원 기회마저 주지 않는 것은 윤리에 어긋난다고 해야 합니다. 많은 환자들이 이 시도를 해보고 싶어 하는데요, 그게 가능해지면 NHS는 많은 비용을 절감할 수 있을 겁니다."

테일러 박사 역시 이 임상실험 결과가 얼마나 명백한지를 두고 흥분했다. 그는 이 연구가 실제 당뇨병 치료법을 바꿀 거라고 여기지만, 그럼에도 답변이 필요한 중요한 질문들이 아직 남아 있다는 점은 인정한다. 연구팀에서는 감량한 체중을 유지하며 당뇨병을 예방하는 이들이 얼마나 많은지 알아보기 위해 앞으로도 환자들을 추적 관찰할 것이다.

마이크의 사례

앞서 이야기했듯 나는 테일러 박사를 만난 뒤 그의 도움을 받아 《8주 혈당 다이어트》를 쓰면서 급속한 체중 감량을 위해 하루 800칼로리를 섭취하는 비슷한 식이요법을 간략하게 소개했다. 이후 나는 수많은 이들로부터 이 800칼로리 다이어트를 실시하고 당뇨병이 개선되었다는 이야기를 들었다.

마이크 커닝햄(Mike Cunningham)도 그중 한 명이다. 오래전부터 제2형 당뇨병을 앓고 있었던 그는 내 책을 읽고는 하루 800칼로리만 섭취하는 다이어트를 시도해보기로 했다. 그에게 변화의 의욕을 불러일으킨 것은 여동생 앤절라(Angela)에게 벌어진 일들이었다.

"앤절라가 처음 당뇨병에 걸린 건 임신 중인 때였습니다."

여성 열 명 가운데 한 명가량은 임신 중 혈당 수치가 올라가는 임신성 당뇨병에 걸린다. 대부분은 출산 후 혈당 수치가 정상으로 돌아가지만 앤절라의 경우는 그렇지 않았다. 또한 약을 복용했음에도 나중에는 흔한 당뇨 합병증 가운데 하나인 족부궤양까지 나타났다.

족부궤양은 패혈증으로 번졌다. 항생제를 썼지만 앤절라는 감염이 너무 심해 다리 일부를 절단해야만 했다. 이후 중환자실에서 16주를 보내는 동안 의사들은 앤절라의 목숨을 살리기 위해 고군분투했지만 결국 실패했다. 그녀는 불과 45세의 나이에 세상을 떠났다.

"이 다이어트를 시작하고 계속 실행하는 데는 동생에 대한 추억, 그리고 동생에게 연결되어 있던 생명 유지 장치의 스위치가 꺼진 것이 영향을 미쳤습니다. 난 절대 당뇨병에 굴복하거나 쉽게 약에 의존하지 않겠다고 결심했어요."

처음 800칼로리 다이어트를 시작했을 당시 97킬로그램이었던 마이크의 체중은 불과 몇 개월 만에 69킬로그램까지 줄었다. 지방이 줄어들자 허리둘레도 37.5인치에서 32.5인치로 줄면서 매우 양호한 수준이 되었다. 또한 콜레스테롤 수치와 마찬가지로 혈당 수치 역시 급격히 떨어졌다. 마이크는 메트포르민(metformin), 글리클라지드(gliclazide) 같은 경구용 혈당강하제나 인슐린 주사 등 모든 당뇨병 치료제를 끊을 수 있었다.

"물론 가족 행사 같은 난관에 봉착하기도 했습니다. 직업상 집에서 식사하는 일이 여의치 않고, 건강에 좋은 메뉴가 있는 레스토랑이나 호텔을 찾는 것도 쉽지 않았죠."

하지만 시간이 가면서 한결 수월해졌다. 마이크와 그의 아내는 제대로 된 음식을 먹는 즐거움을 발견했기 때문이다.

"이 연구에 참여한 모든 분들에게 진심으로 감사의 마음을 전합니다. 덕분에 좋은 음식에 대해 정말 많이 배웠고, 개인적으로 제게 어떤 음식이 좋은지도 더욱 잘 알게 되었습니다. 이제 가공식품은 모두 피하고 있어요. 제 인생은 완전히 달라졌습니다."

프리뷰 실험

하루 800칼로리만 섭취하는 초고속 다이어트를 하는 것이 쉽지는 않지만, 제2형 당뇨병을 가진 사람들에게는 충분한 동기부여가 된다. 그렇다면 이런 다이어트는 제2형 당뇨병과 무관한 사람들에게도 효과가 있을까? 또 그들은 과연 이 다이어트를 계속해 나갈까? 2018년 결과를 발표한 두 가지 대규모 연구에 따르면 그럴 것으로 추정된다.

프리뷰(PREVIEW), 즉 생활방식 조정을 통한 당뇨병 예방 실험 (PREVention of diabetes through lifestyle Intervention and population studies in Europe and around the World)은 당뇨병 전단계에 있는 이들의 당뇨병 발병을 막기 위해 유럽 및 세계 각지의 모집단을 대상으로 시작

되었다.[19] 당뇨병 전단계, 즉 혈당 수치가 정상보다 높지만 당뇨병 진단 기준에는 미치지 못하는 단계에 해당되는 사람들은 매우 흔하다. 성인 인구의 3분의 1 정도는 당뇨병 전단계에 속하지만, 보통은 아무런 증상이 없기 때문에 검사를 받지 않는 한 그 사실을 알지 못한다.

프리뷰 실험을 위해 8개국(영국, 덴마크, 핀란드, 네덜란드, 불가리아, 스페인, 뉴질랜드, 호주)에서 자발적으로 참가한 중년 남녀 2,326명 모두는 당뇨병 전단계에 속했다. 통상적 검사를 마치고 난 다음 연구팀은 실험 참가자들에게 8주 동안 하루 800칼로리만 섭취하는 다이어트를 실시하라고 했다.

이 대규모 연구의 결과는 2018년 8월에 발표되었다. 실험 참가자들은 불과 8주 만에 체중을 평균 11킬로그램 줄인 것으로 나타났다. 대부분 지방이 빠졌고, 허리둘레는 평균 10센티미터가 줄었다. 또한 상당수는 혈당 수치를 정상으로 회복했고 변비(7퍼센트), 두통(3퍼센트)을 제외하면 부작용도 거의 없었다. 변비와 두통을 해결하는 가장 좋은 방법은 물을 더 많이 마시는 것이다.

연구팀은 실험 참가자들이 감량한 체중을 계속 유지하고 당뇨병을 예방할 수 있는지 알아보기 위해 앞으로도 오랜 기간을 두고 추적 관찰할 계획이다.

드롭릿 실험

다이렉트 실험과 프리뷰 실험에 뒤이어 또 다른 급속한 체중 감량 실험이 등장했다. 영국 옥스퍼드 대학 연구팀이 과체중 환자들을 대상으로 1차 의료 단계 저열량 치료법(Doctor Referral of Overweight People to a Low-Energy Treatment) 실험인 드롭릿(DROPLET)을 실시한 것이다.[20] 연구팀은 비만 성인 278명을 두 그룹으로 나눠 첫 번째 그룹에는 식사대용 수프와 셰이크 형태로 하루 800칼로리를 섭취하는 초고속 다이어트를, 두 번째 그룹에는 더디지만 꾸준히 해야 하는 일반 다이어트 프로그램을 실시하게 했다. 더불어 첫 그룹에게는 8주 동안 식사 대용 식단을 실시한 뒤 점차 일반식으로 바꾸게 했고, 실험 기간 내내 행동 지원 프로그램도 받게 했다.

실험 시작 1년이 지날 무렵, 초고속 다이어트 그룹은 체중을 평균 10.7킬로그램 줄인 반면 일반 다이어트 그룹은 3킬로그램을 줄였다. 이 실험을 주도한 영국 옥스퍼드 대학의 식이요법 및 공중보건 전공 수전 젭(Susan Jebb) 교수는 결과에 만족했다. "1차 의료 단계에서 이제껏 본 적 없는 경이롭고 엄청난 결과입니다."

젭 교수는 초고속 다이어트 그룹이 그렇게 좋은 성과를 거둔 이유 중 하나로 '빠른 체중 감소를 통한 충분한 동기부여'를 들었다. "실험 참가자들은 흥분 속에 처음 몇 주간 어려운 시기를 보냅니다. 체중을 실제로, 또 가급적 많이 줄이려면 다이어트 초기 사람들이 가지는 그 모든 열의를 제대로 이용할 필요가 있어요."

내가 인터뷰한 다른 체중 감량 전문가들과 마찬가지로 젭 교수는 '대사율이 떨어져 절대 회복되지 않는다' 혹은 '체중을 빨리 줄이면 예전 체중으로 돌아가는 속도도 더 빠르다' 등 자주 언급되는 주장을 뒷받침하는 과학적 증거는 없다고 했다. 오히려 다이어트 초기에 감량한 수치를 보고 향후의 감량 수치도 예측할 수 있다는 점이 여러 연구에서 일관되게 드러난다는 게 젭 교수의 이야기다.

"4주차, 확실하게는 12주차의 체중 감량 결과가 이후에 나타날 상황을 정확히 예측하는 기준이 됩니다. 앞선 연구에서 우리는 12주차의 체중 감량 결과로 2년 뒤의 체중 감량 수치를 예측할 수 있음을 보여줬습니다."

무엇보다 젭 교수는 너무나도 더딘 상황 변화에 답답함을 토로했다. "우리는 비약적으로 많은 것을 이해하게 되었지만 의료계의 관행은 바뀌지 않고 있어요. 다이렉트 실험(로이 테일러 박사의 당뇨병 연구)의 성과를 바탕으로 신약을 개발한다면 대대적인 홍보를 해야 할 겁니다. 효과적이면서 비용도 정말 적게 들어가는 방법을 우리는 알고 있지만 의료계는 그 방법을 쓰지 않아요. 정말 이해할 수 없는 일이죠."

초고속 다이어트를 실시하면 체중이 곧장 다시 늘지 않을까?

나와 인터뷰한 전문가들에 따르면 그렇지 않다. 앞서 인용한 연구들은 1년 이상 진행되었고, 체중을 서서히 감량한 사람들과 비교했을 때 빠르게 감량한 이들에게선 체중이 다시 늘어나는 현상이 나타나지 않았다. 사실 초고속 다이어트를 한 사람들은 체중을 더 많이 줄였으며 그 수준을 유지했다.

영국 글래스고 대학 영양학과의 마이크 린 교수는 이렇게 말했다. "체중을 천천히 줄이는 것은 고문과 다를 바 없습니다. 체중을 빠르게 줄인 사람들이 결국엔 더 좋은 결과를 얻죠. 영양학자들의 생각과 달리 체중을 더 빨리, 더 확실히 뺀 이들은 그 상태를 유지할 가능성이 높습니다."

가정의학과 의사 수지(Susie)도 이 견해에 동의한다. 하루 800칼로리 초고속 다이어트를 통해 8주 만에 15.5킬로그램을 뺀 그녀는 3년이 넘은 지금도 그 상태를 유지하고 있다. "활력이 넘치죠. 더 행복하고요. 난생 처음으로 배고픔을 통제하는 느낌이에요."

호주에서 비만 성인 200명을 대상으로 12주 동안 하루 800칼로리 초고속 다이어트 실험을 실시한 결과, 참가자들은 꾸준히 다이어트를 하는 사람들에 비해 체중을 더 줄였을 뿐 아니라 4년이 지난 뒤에도 여전히 더 군살 없는 몸매를 유지하는 것으로 나타났다.[21] 손꼽히는 체중 감량 전문가이자 미국 페닝턴 생의학연구소(Pennington Biomedical Research Center) 소속의 키쇼어 가데(Kishore Gadde) 교수와 코비 마틴(Corby Martin) 박사는 이렇게 말했다. "체중을 빨리 줄이면 다시 늘어나는 것도 빠르다는 통념은 이솝우화만큼이나 사실과 동떨어진 이야기입니다."

그렇다 해도 초고속 다이어트를 실시한다면 제대로 하는 것이

중요하다. 만약 약을 복용 중인 경우에는 미리 의사와 상의해야
한다.

어떤 방식의 다이어트를 하든 중요한 것은 근육 감소를 방지하
기 위해 매일 충분한 양(하루 50~60그램 이상)의 단백질을 섭취하는
것이다. 또한 그 밖의 모든 필수 영양소도 충분히 섭취해야 한다.
이상한 양배추 수프 다이어트나 녹색 주스 다이어트 같은 방식은
피해야 한다는 뜻이다. 이 책에 소개된 레시피는 안전하고 지속
적인 다이어트를 실시할 수 있도록 구성되었다.

초고속 다이어트를 하면 신진대사가 무너지지 않을까?

많은 사람들이 다이어트, 특히 초고속 다이어트가 효과적이지
않다고 생각하는 이유 중 하나는 우리 몸이 '기아 모드(starvation
mode)'에 들어갈 거라는 우려다.

그런 우려는 제2차 세계대전 중 미국에서 진행된 미네소타 기아
실험(Minnesota Starvation Experiment)에서 기인했다.[22] 실험에 참가한
호리호리한 체형의 젊은이들은 주로 순무와 감자로 구성된 저칼
로리(하루 약 1,500칼로리) 식단을 따랐다. 이 초저단백질 식단을 6개
월간 실시하자 실험 참가자들은 체지방이 10퍼센트 이하로 내려
갔고 대사율(섭취한 음식을 우리 몸의 기본적 기능을 수행하기 위해 에너지로 전
환시키는 비율)이 급격히 떨어졌다. 이는 극단적인 상황이었다.

그러나 단기간의 칼로리 제한 효과에 관한 최근 실험에서는 아
주 다른 결과가 나왔다.[23] 이 실험에서는 열한 명의 건강한 실험

참가자들에게 84시간(4일이 채 되지 않는 기간) 동안 단식을 하게 했다. 그리고 이 기간 동안 참가자들의 대사율은 올라간 것으로 확인되었다. 실험 3일차까지 상승한 대사율의 평균치는 14퍼센트였다.

빠르게든 느리게든 체중을 줄이면 단지 그 이유만으로도 대사율은 떨어질 것이다. 이것이 체중 감량을 할 때 신체 활동을 꾸준히 해야 하는 이유다. 또한 체중을 줄일 때 무엇을 먹는지도 매우 중요하다.

그렇다면 장기적인 면에서는 어떨까?

근육과 대사율을 유지하는 가장 좋은 방법 중 하나는 다이어트 초기에 800칼로리 섭취량을 유지함과 동시에 저탄수화물 식단을 따르는 것이다. 최근 스페인의 한 연구팀은 비만인 성인 20명을 대상으로 하루 800칼로리를 섭취하는 초저탄수화물 식단을 실시했다.[24] 참가자들은 4개월 동안 평균 20킬로그램(그중 80퍼센트는 지방)을 감량했지만 대사율 감소는 8퍼센트에 불과했다.

연구팀은 그 이유를 저탄수화물과 저칼로리 조건이 결합되면서 실험 참가자들이 경미한 케토시스 상태에 들어갔기 때문이라고 설명했다. 즉, 케토시스 상태가 근육 유지에 도움이 되었을 뿐 아니라 허기도 덜 느끼게 해줬다는 것이다.

하루 800칼로리 초고속 다이어트는 일종의 가벼운 케토제닉 다이어트다. 다시 말해 평소에 비해 탄수화물보다는 지방과 단백질 비중이 훨씬 높은 식사를 하는 것이다. 급속한 체중 감량 단계에 있는 동안에는 특히 그렇다. 자세한 내용은 뒤에서 더 살펴보기로 하자.

만약 체중이 다시 늘어난다면 이전보다 더 좋지 않은 상황에 놓일까?

다이어트를 하는 사람 중에 체중을 다시 늘리려는 이는 아무도 없지만 사실 그런 일은 일어난다. 체중이 다시 늘어나는 것이 큰 문제가 되는지 젭 교수에게 묻자 그녀는 단호하게 아니라고 답했다. "비만의 폐해는 몸집이 얼마나 크고 언제부터 체중이 필요 이상으로 나갔는가에서 비롯됩니다. 불과 몇 년이라도 평소 체중보다 덜 나갔다면 아주 실질적인 건강상의 이점이 나타나죠."

정기적으로 체중을 재고, 만약 체중이 다시 늘어나는 것을 알았다면 되도록 빨리 행동에 나서야 한다고 젭 교수는 조언한다. 불과 몇 킬로그램의 증가분이라도 얼마 지나지 않아 수십 킬로그램으로 바뀔 수 있기 때문이다.

초고속 다이어트 시 운동은 어떻게 해야 할까?

운동을 중단해야 할 이유는 없다. 오히려 운동은 우리 몸을 더 빨리 케토시스 상태에 들어가게 하고 근육량을 유지하는 데 도움이 된다. 그렇다고 마라톤처럼 엄청난 칼로리를 소모시키는 운동을 해보라는 뜻은 아니다. 사실 관절염 증상(오래된 운동 부상 때문에)이 있는 내 오른쪽 무릎은 단식을 할 때 상태가 훨씬 좋아지고, 덕분에 달리기도 더 수월해진다.

초고속 다이어트를 하지 말아야 할 사람은 누구인가?

다른 체중 감량 다이어트와 마찬가지로 만약 우려되는 점이 있다면 항상 먼저 의사와 상의해야 한다. 하루 800칼로리 초고속 다이어트는 일종의 강력한 치료 수단이므로 시작하기 전에 다음 중 해당 사항이 있는지 확인하는 것이 중요하다. 만약 다음과 같은 경우라면 하루 800칼로리 초고속 다이어트를 하지 말자.

- 18세 이하다.
- 모유 수유 중이거나 임신 중 또는 불임 치료를 받고 있다. 하지만 만약 임신 중이고 임신성 당뇨병의 위험 또는 전력이 있다면 지중해식 식단을 생각해볼 수 있다.
- 체중이 표준 미달이거나 섭식 장애와 관련된 의심 또는 전력이 있다.
- 중대한 정신 질환 또는 약물 남용 전력이 있다.
- 현재 병원 치료 또는 검사 기간 중이거나 다이어트 실시에 영향을 주는 중대한 질병이 있다.
- 최근 심장발작이나 심근경색, 뇌혈관 장애(3개월 이내) 또는 그 밖의 심장 이상 질환이 있었다.
- 비조절성 심장질환이나 비조절성 고혈압 또는 신부전증이 있다.

- 몸이 좋지 않거나 열이 있다. 또는 체질이 허약하거나 큰 수술(6개월 이내)을 받고 회복 중에 있다.

또한 다음 중 해당 사항이 있다면 반드시 의사와 상의하자.

- 잠복 상태인 심각한 질환이 있다.
- 인슐린 투여 중이다.
  : 혈당 수치가 위험 수준까지 떨어지는 경우를 막으려면 전문가로부터 상세한 의견을 듣고 교육을 받아 약이나 인슐린 투여(피하 주사)를 적절하게 줄이는 계획을 세워야 한다.
- 제2형 당뇨병이 있고 약을 복용 중이다.
  : 혈당 수치가 개선되면 약 복용을 줄이거나 중단하고 인슐린 피하 주사를 삼가야 할 수도 있다.
- 특정 식이요법 처방을 받았고 '저혈당 무감지증(hypoglycaemia unawareness, 몸이 저혈당 상태에 적응하여 저혈당 증상을 느끼지 못하는 것_옮긴이)'이 있다.
- 혈압약을 복용 중이다.
  : 혈압 수치가 좋아지면 약 복용을 줄이거나 중단할 수 있다.
- 와파린(warfarin, 혈액 응고 방지제_옮긴이) 등과 같이 현재 복용 중인 다른 약이 있다.
- 경미한 혹은 심각한 망막증(안구 뒤쪽을 감싸고 있는 신경 조직망에 이상이 생기는 증상_옮긴이)이 있다.

: 혈당 수치가 개선되면 간혹 망막증이 악화될 수 있기 때문에 6개월 내에 추가 검사를 받아야 한다.

- 뇌전증이 있다(하지만 저탄수화물 케토 다이어트가 뇌전증을 호전시킬 수 있다는 일부 증거가 있다).
- 임신 중이다.
: 단식이나 저칼로리 다이어트는 확실히 피하는 게 현명하다.

제2형 당뇨병이 있거나 당뇨병 전단계에 속한다면 다이렉트 실험의 홈페이지에서 더 많은 정보와 식이요법 조언을 찾아보자.[25]

체중을 급속히 감량한다는 것은 만만치 않은 도전이다(이 역시 급속한 체중 감량의 이점에 속한다). 그러므로 만약 단식이 맞지 않는다면 칼로리 섭취량을 크게 줄이지 않은 채 단순히 이 책에 소개된 지중해식 저탄수화물 레시피를 따르는 편을 선호하게 될 수도 있다.

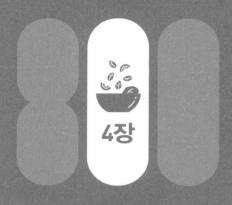

4장

지중해식 식단을
선택한 이유

이 책에 소개된 레시피는 지중해식 식단을 바탕으로 하고 있다. 지중해식 식단이란 질병 퇴치 효과가 있는 비타민과 미네랄이 풍부한 채소류, 콩류뿐 아니라 건강에 좋은 천연 지방과 견과류 및 생선이 많이 포함된 식사 방식이다.

개인적으로 지중해식 식단을 매우 좋아하는 이유는 맛이 아주 좋을뿐더러 이런 식습관을 생활화하면 심장질환, 암, 제2형 당뇨병, 우울증, 치매에 걸릴 위험이 줄어든다는 명백한 과학적 증거가 많기 때문이다. 심지어 지중해식 식단을 중년 말에 시작하는 경우에도 기대수명이 늘어나는 것으로 밝혀졌다.

'지중해식 식단'이라는 용어를 두고 혼동될 수 있는 점이 있다. 이 식단의 음식들은 일반적으로 이탈리아나 그리스로 휴가를 갈 때 떠올리는 종류의 것들이 아니라는 점이다. 지중해식 식단에는 여러 피자나 스파게티 혹은 그리스식 레스토랑에서 볼 수 있는 찐득찐득한 식감의 푸딩 종류가 들어가지 않는다.

이 책에서 말하는 지중해식 식단은 지중해 부근에서 살았던 사람들이 전 세계 수많은 사람들과 마찬가지로 정크푸드를 받아들이기 전에 따랐던 전통적 식사 방식을 말한다. 오늘날 여러 지중해 국가의 식단에서 채소, 생선, 올리브유 같은 식재료는 패스트푸드, 탄산음료, 초콜릿 및 캔디류로 대체되었다. 사실 현재 이탈리아에서 전통적인 지중해식 식단을 따르는 인구 비율은 10퍼센트 정도에 불과하고, 그 결과 이탈리아 성인들의 허리둘레는 끔찍한 지경에 이르렀다. 한 세대 전만 해도 날씬하고 건강했던 아동들 역시 이제는 미국의 또래들에 버금갈 정도로 뚱뚱하다. 기이하게도 지중해식 식단은 지중해 국가 사람들보다 북유럽 사람들이 훨씬 더 많이 따르고 있는 듯하다.

건강에 좋은 지중해식 식단이란?

지중해식 식단의 종류는 매우 다양하다. 내가 제안하는 방식은 지금까지 실시된 영양학 연구 가운데 가장 규모가 크고 중요한 것으로 손꼽히는 프리디메드(PREDIMED)를 기반으로 한다.[26] 프리디메드는 '지중해식 식단을 통한 질병 예방 실험(PREvencion con DIeta MEDiterranea)'의 약자다.

2013년 스페인의 한 연구팀은 과체중인 중년의 자국 남녀 7,400여 명을 모집하여 무작위로 두 그룹으로 나눈 다음 각각 지중해식 식단과 저지방 식단을 실시하게 했다. 두 그룹 모두에게 신선한 과일과 채소, 콩류(렌틸콩, 강낭콩, 완두콩 등)를 많이 먹도록 권장했으며 설탕이 든 음료나 케이크, 파이, 초콜릿 및 캔디류에는 손대지 않고 베이컨이나 살라미 같은 가공육 역시 너무 많이 먹지 못하게 했다.

대신 지중해식 식단 그룹에게는 기름기 많은 생선, 달걀, 견과류를 충분히 먹고 올리브유를 많이 사용하며 다크 초콜릿도 조금 먹고 저녁식사에는 간혹 와인을 즐기도록 권장했다. 그와 반대로 저지방 식단 그룹에는 저지방 유제품과 더불어 빵, 감자, 파스타, 쌀 등 전분 함량이 높은 식품을 많이 먹게 했다.

연구팀은 실험 참가자들에게 푸드 다이어리를 쓰게 하며 검진, 설문지 조사, 혈액과 소변 샘플 채취 등을 통해 그들의 건강을 계속해서 추적 관찰, 확인했다. 더불어 얼마나 철저히 지중해식 식단을 지켰는지에 따라 모든 참가자에게 'M지수(M score)'를 부여했다.

두 그룹 사이의 급격한 차이는 3년이 채 지나지 않아 나타났다. M지수가 높은 사람들은 더 날씬했을 뿐 아니라 훨씬 더 건강해서 수많은 질환의 발병 위험이 대폭 줄어들었다. 그 효과는 다음과 같았다.

- 심근경색 혹은 뇌졸중 발병 위험 30퍼센트 감소
- 제2형 당뇨병 발병 위험 58퍼센트 감소
- 유방암 발병 위험 51퍼센트 감소
- 인지력 감퇴 위험 감소

M지수를 높이는 법

다음에 소개하는 간단한 규칙을 충실히 따르면 M지수를 손쉽게 높일 수 있다.

설탕과 전분성 탄수화물 줄이기

케이크, 초콜릿 및 캔디류, 비스킷, 감자칩, 과일주스, 탄산음료 등 당분과 전분 함량이 높은 식품의 섭취를 줄이자. 이런 식품은 혈당 성분으로 빠르게 바뀌어 혈당 스파이크(식사 후 혈당이 갑자기 치솟다가 다시 빠르게 떨어지는 현상_옮긴이), 인슐린 수치 급등, 체중 증가를 유발한다. 가급적이면 주2회 이하로 섭취를 제한하자.

또한 다음과 같이 혈당 성분으로 빠르게 전환되는 식품을 주의해야 한다.

- 감자, 빵, 백미, 흰색 파스타
- 대부분의 아침식사용 시리얼과 인스턴트 오트밀. 단, 스틸컷 오트밀(부순 귀리_옮긴이)이나 롤드 오트밀(압착한 귀리_옮긴이)은 제외
- 당분(과당) 함량이 높은 망고, 파인애플, 포도, 멜론, 바나나 등 달콤한 열대과일. 이런 것들보다는 베리류나 사과, 배를 선택하고 가급적 식사 후에 섭취하되 하루에 두 조각 이상 먹지 않도록 하자.
- 가공식품. 70퍼센트 이상의 가공식품에 설탕 첨가물이 들어 있으니 성분 표시를 확인해야 한다. 설탕을 나타내는 명칭이 70개 이상이라는 점은 문제지만 말이다.

건강에 좋은 천연 지방의 섭취를 늘리기

여전히 많은 사람들이 지방을 섭취하면 뚱뚱해지고 동맥경화가 일어날 거라고 믿는데, 그것은 사실이 아님을 납득시키고 싶다. 올리브유, 연어, 참치, 고지방 유제품, 아보카도, 견과류, 씨앗류 등 건강에 좋은 지방이 함유된 음식을 즐겨 먹자. 이 천연 지방은 복부와 심장 건강에 좋고 포만감을 더 오래 느끼게 한다.

적절한 양의 단백질을 섭취하기

기름기가 많은 생선, 해산물, 닭고기, 일부 붉은 고기, 달걀, 두부, 콩류, 유제품, 견과류 같은 음식을 충분히 섭취하라는 뜻이다. 채식주의자라도 대안이 있다(117쪽 참조). 우리는 매일 하루에 최소 50~60그램의 단백질을 필요로 하고, 나이가 들면 필요한 단백질의 양 또한 늘어난다. 그렇다 해도 소시지, 베이컨, 살라미 같은 가공육의 섭취는 제한해야 한다. 특별히 건강에 좋은 단백질원이 아니기 때문이다. 대부분의 가공육에는 소금, 질산염, 기타 방부제가 많이 들어 있다.

녹색 채소와 색깔 있는 채소를 충분히 섭취하기

색깔 있는 채소뿐 아니라 시금치, 브로콜리, 양배추, 케일, 상추 같은 짙은 녹색의 잎줄기채소를 많이 먹는 것이 특히 중요하다. 칼로리는 아주 낮고 여러 필수 비타민과 영양소가 들어 있기 때문이다. 이들 채소는 또한 섬유질이 풍부해서 장내의 '유익한' 미생물에게도 이로울 것이다.

통곡물과 콩류로 바꾸기

섬유질이 풍부한 '복합탄수화물'의 섭취량을 늘리자. 흰색 파스타와 백미를 퀴노아, 메밀, 와일드라이스 같은 통곡물과 렌틸콩, 완두콩 같은 콩류로 바꾸라는 뜻이다. 흰빵 대신 잡곡빵이나 호밀빵, 씨앗이 든 빵을 선택하자. 거듭 말하건대 장내의 유익한 미생물은 이런 식품에 들어 있는 섬유질을 먹고 잘 자랄 것이다. 하지만 하루 800칼로리 초고속 다이어트의 급속한 체중 감량 단계나 5:2 단식 단계에 있는 동안에는 통곡물 섭취를 억제해야 한다. 이 단계들에서 우리 몸은 가벼운 케토시스 상태에 들어가야 하는데 곡물을 섭취하면 그 과정이 중단되기 때문이다.

간식이나 야식 피하기

간식이나 야식은 지방의 연소를 막는다. 굳이 간식이나 야식을 먹어야 한다면 브로콜리, 오이, 셀러리 등 비전분성 채소나 견과류 조금 또는 작은 치즈 한 조각으로 대신하자. 과일은 좋은 선택이 아니다. 특히나 체중을 줄이려 한다면 말이다.

건강에 좋은 음료 마시기

홍차, 과일차, 블랙커피, 물을 충분히 마시자. 술은 단식을 하지 않는 날이라면 간혹 식사에 와인 한 잔을 곁들이는 정도가 무방하다. 하루 800칼로리만 섭취하는 다이어트 중이라면 확실한 금주가 가장 바람직하다.

지중해식 식단은 그저 하나의 식사 방식이 아니라 여러 습관을 기르고 생활방식을 지속적으로 바꾸는 일이다. 가공식품, 즉석식품, 패스트푸드를 줄이는 대신 건강에 좋은 자연 식품을 가급적 직접 조리하여 차린 식사를 선택하고, 더 나아가 음식을 천천히 먹고 가족이나 친구들과 함께 식사를 즐기는 일인 것이다. 우리는 입안에서 무슨 일이 벌어지는지 음미하지도 않은 채 먹는 데만 급급해하는 경우가 너무 많다. TV 앞에서 음식을 먹지 말고, 충분히 음미할 수 있도록 노력하자.

지중해식 식단과 마이크로바이옴

엑스트라 버진 올리브유에 들어 있는 것과 같은 여러 비타민과 항산화성분이 풍부하다는 점 외에도 지중해식 식단이 건강에 아주 좋은 결정적인 이유가 또 하나 있다.

예전에 《똑똑한 장 다이어트(The Clever Guts Diet)》라는 책의 집필에 필요한 자료 조사를 하면서 알게 된 사실에 따르면 지중해식 식단은 우리 몸 속 소화기관의 마이크로바이옴(microbiome)에 대단히 긍정적인 효과를 미친다. 마이크로바이옴은 소화기관에 살고 있는 무수히 많은 미생물로, 우리의 정신 및 육체의 건강에 아주 중요한 존재다.

비피도박테리움(Bifidobacterium)이나 락토바실러스(Lactobacillus)처럼 소화기관 속 '유익한' 박테리아는 지중해식 식단을 통해 섭취하는 섬유질을 짧은사슬지방산(short-chain fatty acid)이라는 화학물질로 바꾼다. 짧은사슬지방산은 소화기관 및 우리 몸 곳곳의 염증을 줄이는 역할을 한다.

장기적 해결책을 제시하는 지중해식 식단

지중해식 식단의 가장 좋은 점 가운데 하나는 맛있고 메뉴가 다양하기 때문에 다른 여러 제한적인 식단들보다 훨씬 수월하게 따를 수 있다는 것이다.

- 제외되는 식품군이 많지 않다.
- 응용하기 매우 좋기 때문에 그 원리를 다른 요리법에도 적용할 수 있다.
- 지방, 단백질, 섬유질이 풍부해서 포만감이 대단히 높다.
- 정신 건강과 신체 건강 모두에 좋다.

정신 건강을 향상시키는 것이 중요한 까닭은 많은 이들이 불안하거나 우울해지면 체중 관리를 포기하기 때문이다. 실제로 3만 3,000명 이상을 대상으로 다이어트와 우울증의 관계를 살펴본 최근 연구에서, 전통적 지중해식에 가장 가까운 식단을 따른 사람들은 그렇지 않은 사람들에 비해 우울증에 걸릴 위험이 33퍼

센트 낮은 것으로 나타났다.[27]

반대로 포화지방, 설탕, 가공식품이 많이 포함된 전형적인 '전염증성(pro-inflammatory)' 식단을 따른 사람들은 우울증 비율이 훨씬 높았다. 분명 내 경험상으로도 정크푸드를 먹을 때는 기분이 우울해질 뿐만 아니라 더 먹고 싶다는 간절한 마음이 든다.

저탄수화물 다이어트 대비 지중해식 식단의 특징

프리디메드 등 여러 연구에서 나타났듯 건강과 허리둘레 면에서 볼 때 지중해식 식단(지방 비율은 다소 높고 탄수화물 비율은 낮은 식단)을 선택하는 것은 기존의 저지방 다이어트를 하는 것보다 훨씬 낫다. 그렇다면 지중해식 식단은 저탄수화물 다이어트와 비교했을 때 어떤 특징이 있을까?

예를 들어 케토 다이어트는 현재 아주 유행하는 다이어트 방식이다. 앳킨스 다이어트(고단백 저탄수화물 식단에 기반한 것으로 우리나라에선 '황제 다이어트'라고도 알려져 있음_옮긴이)와 마찬가지로 케토 다이어트는 탄수화물 비율이 아주 낮고, 때문에 우리 몸은 어쩔 수 없이 '신진대사 스위치를 돌려서' 케토시스 상태로 들어가 에너지원으로 지방을 연소시킨다. 2장에서 이야기했듯 케토시스는 간헐적 단식에서도 중요한 부분이다. 그렇다면 이런 의문이 들 것이다. 사람들이 그런 저탄수화물 다이어트보다 지중해식 식단을 따르는 이유는 무엇일까?

그 이유를 살펴보기 전에 먼저 케토 다이어트에 대해 알아보

자. 여러 변형 방식이 있지만 일반적인 케토 다이어트에서 지방과 단백질의 비율은 각각 75퍼센트와 25퍼센트, 탄수화물 비율은 5퍼센트에 불과하다. 즉, 하루 탄수화물 섭취량을 20그램 이하로 제한하도록 노력해야 한다는 뜻이다. 참고로 바나나 한 개의 탄수화물 함량은 20그램이 넘는다.

케토 다이어트 또는 앳킨스 다이어트 같은 저탄수화물 다이어트에서 먹을 수 있는 식품은 다음과 같다.

- 육류, 베이컨, 소시지, 생선, 달걀, 버터, 크림, 치즈
- 견과류, 올리브유, 코코넛 오일, 아보카도 오일
- 베리류처럼 탄수화물 함량이 아주 낮은 과일
- 시금치, 브로콜리 같은 녹색 잎줄기채소

피해야 할 식품은 다음과 같다.

- 과일주스, 스무디, 케이크 등 설탕이 들어간 것. 여기에는 여러 가공식품, 테이크아웃 음식, 소스도 포함된다.
- 빵, 곡류, 쌀, 파스타, 귀리, 감자
- 대부분의 과일
- 고구마, 당근, 파스닙 등 전분 함량이 높은 채소
- 렌틸콩, 병아리콩, 강낭콩, 완두콩 등의 콩류
- 와인과 맥주. 술을 마시는 경우 증류주를 선택하는 것이 가

장 좋다.

케토 다이어트나 앳킨스 다이어트 같은 저탄수화물 다이어트는 체중 감량에 탁월한 방법일 수 있지만 오래 지속하기가 어려운 반면 지중해식 식단에서는 훨씬 다양한 식품을 먹을 수 있다. 과일, 채소, 곡류 등 섬유질이 풍부한 식품 덕분에 소화기관 속 '유익한' 박테리아는 계속 행복할 것이다. 케토 다이어트나 앳킨스 다이어트로는 그러한 섬유질이나 다른 필수 영양소를 얻기가 쉽지 않다. 불가능한 정도는 아니지만 어렵다는 의미다.

그렇다면 만약 앳킨스 다이어트 같은 저탄수화물 다이어트와 지중해식 식단을 비교하는 연구를 한다면 어떤 결과가 나올까? 이 두 방식을 비교한 아주 인상적인 연구가 이스라엘 디모나의 한 대형 연구소에서 진행되었다. 식단 실험이 주로 단기간 동안 진행되는 것에 반해 이 실험에 걸린 기간은 무려 6년이 넘었다.

디모나 실험

디모나(Dimona) 실험에서는 중년 남녀 322명을 임의의 세 그룹으로 나눠서 각각 저지방 식단, 저탄수화물 식단(앳킨스 다이어트에 기반), 저탄수화물 지중해식 식단을 실시하게 했다.[28] 실험 참가자들의 나이는 40~65세였고 BMI 지수는 27 이상(즉, 과체중이거나 비만)이었다. 특정 식단을 배정받은 참가자들은 영양사를 만나 식단을 따르는 방법에 관한 조언을 들었고, 실험 시작 전과 진행 기간 내내 정기적으로 통상적 검사를 받았다.

처음 2년 동안 모든 그룹은 각각 정해진 식단을 잘 따랐다. 또한 연구팀은 참가자 모두에게 푸드 다이어리를 쓰도록 했는데, 다이어리에서 나타난 특징은 다음과 같았다.

- 지중해식 식단 그룹은 섬유질과 올리브유를 가장 많이 섭취했다.
- 저탄수화물 식단 그룹은 당연히 탄수화물을 가장 적게, 지방과 단백질은 가장 많이 섭취했다.
- 저지방 식단 그룹은 지방 섭취를 무려 19퍼센트나 줄였으며 하루 칼로리 섭취량도 가장 많이 감소시켰다. 그럼에도 체중은 가장 적게 빠졌다.

실험 시작 뒤 2년이 되었을 때 평균 체중 감량 결과는 다음과 같았다.

- 저지방 식단 그룹: -3.3킬로그램
- 지중해식 식단 그룹: -4.6킬로그램
- 저탄수화물 식단 그룹: -5킬로그램

즉, 2년이 지났을 때 체중 감량에서 가장 좋은 성과를 보인 것은 저탄수화물 식단 그룹, 그다음은 지중해식 식단 그룹이었다.

하지만 인슐린 수치는 지중해식 식단 그룹에서 가장 크게 개선되었다.

실험은 거기서 끝이 아니었다. 연구팀은 다시 4년 동안 참가자들을 추적 관찰했다.

짐작이 가겠지만, 나는 그 결과에 흥분하지 않을 수 없었다. 모든 다이어트의 성공 여부는 감량한 체중의 장기적 지속가능성의 유무에 달려 있기 때문이다. 그렇다면 그 결과는 어땠을까? 저지방 식단 그룹과 저탄수화물 식단 그룹 모두 실험 당시 줄었던 체중의 대부분이 다시 늘어난 데 반해 지중해식 식단 그룹은 그렇지 않았다. 총 6년 동안 각 그룹의 평균 체중 감량 수치는 다음과 같았다.

- 저지방 식단 그룹: -0.6킬로그램
- 저탄수화물 식단 그룹: -1.7킬로그램
- 지중해식 식단 그룹: -3.1킬로그램

장기적으로 봤을 때 승자는 분명 지중해식 식단 그룹이었다. 저탄수화물 식단 그룹에 비해 두 배에 가까운 체중을 빼고 유지했으니 말이다. 중년에는 6년간 보통 3킬로그램 정도의 체중이 늘어난다는 점을 감안하면 특히나 인상적인 부분이었다. 다시 말해 6년이 지났을 당시 지중해식 식단 그룹은 이 실험에 참가하지 않았을 때에 비해 사실상 6킬로그램이 덜 나가는 셈이었다.

혈중 지방, '나쁜' 콜레스테롤, 인슐린, 혈당 수치를 감소시킨다는 건강적인 측면에서 봐도 확실한 승자는 역시 지중해식 식단 그룹이었다. 가장 많은 체중을 감량했을 뿐 아니라 꼭 알맞은 부위에서 줄였기 때문이다. 수차례 전신 정밀검사가 포함된 관련 실험에서 연구팀은 지중해식 식단 그룹의 경우 허리와 심장 주변, 간에 축적된 지방이 가장 많이 빠졌음을 확인했다.[29]

두 실험을 모두 진행한 이스라엘 벤 구리온 대학의 아이리스 샤이(Iris Shai) 교수는 다음과 같이 이야기했다.

"설사 체중이 많이 줄지 않았다 해도 저탄수화물 지중해식 식단은 당뇨병이나 심장질환과 관련된 지방 축적 문제에 대단히 유익한 영향을 미칠 수 있습니다."

인도 요리나 태국 요리를 좋아한다면 어떻게 해야 할까?

지중해식 식단의 원리는 다른 요리법에도 적용할 수 있다. 이 책에 실린 레시피에서 몇 가지 예를 확인할 수 있을 것이다. 올리브유, 특히 엑스트라 버진 올리브유가 다른 유지 종류에 비해 우위에 있는 듯 보이지만 호두 같은 다른 견과류 오일이나 코코넛 오일을 이용해서도 만족스러운 요리를 할 수 있다.

인도나 중국, 태국 요리를 먹을 경우에는 쌀의 양을 줄이고 더 많은 채소로 대체하는 것이 중요하다. 인도 요리를 정말 좋아한

다면 차파티(둥글넓적하게 구워 커리에 곁들여 먹는 빵_옮긴이)에는 손을
대지 말자.

　일종의 변형된 지중해식 식단의 예로는 스웨덴, 덴마크 등지에
서 즐기는 북유럽식 식단을 들 수 있다. 북유럽식 식단에선 올리
브유 대신 카놀라유를 사용한다. 개인적으로 카놀라유가 올리브
유만큼 좋다는 확신은 없지만, 전 세계 다른 사람들이 먹는 정크
푸드에 비해 좋다는 점은 확실하다.

채식주의자 혹은 비건은 어떻게 해야 할까?

지중해식 식단에는 채소류와 콩류가 많이 들어가기 때문에 채식
주의 혹은 비건 식단에도 잘 어울린다. 이 책 뒷부분에 소개된 레
시피 중에도 채식주의자나 비건을 위한 것이 몇 가지 있다. 그리
고 가능한 경우에는 채식주의자를 위한 팁이나 대체 조리법도 제
시했다.

　대체 식품의 칼로리 관리를 위해 마이 피트니스 팔(My Fitness Pal)
같은 칼로리 계산 앱을 이용하는 것도 도움이 될 수 있다. 예를 들
어 코코넛 요거트는 유제품 요거트보다 칼로리가 높기 때문에 수
량을 수정할 필요가 있다. 또한 유제품 요거트를 선택할 때 살아
있는 배양균의 종류를 중시할 수도 있다. 레시피에서 요거트를
대체할 만한 것을 고르고 싶다면 살아 있는 박테리아를 많이 함
유한 대체품을 찾아볼 만하다.

지중해식 식단을 하는 데 많은 비용이 들진 않을까?

신선한 생선과 엑스트라 버진 올리브유는 값이 비싸지만, 우리가 줄일 수 있는 간식이나 달달한 군것질거리 모두 비싸기는 마찬가지다. 내가 제안한 식단으로 30킬로그램을 감량한 회계사 친구에 따르면 표로 만들어 계산을 해봤더니 오히려 돈이 절약되었다고 한다.

돈을 아끼는 몇 가지 팁

지중해식 식단에 드는 금액을 줄이고 싶다면 다음의 팁들을 활용해보자.

- 샐러드용 엑스트라 버진 올리브유는 비쌀 수 있다. 하지만 마트에서 살 수 있는 대부분의 올리브유 제품은 그보다 저렴하고, 버진 올리브유나 라이트 올리브유도 좋다.
- 신선한 채소의 맛이 더 좋을 수 있지만 항상 큰 차이가 나는 것은 아니다. 냉동 채소나 통조림 채소도 신선한 채소만큼 영양소가 풍부하다.
- 제철 딸기나 라즈베리 같은 베리류를 섭취하자. 냉동 베리류는 요리할 때 제격이다.
- 사과와 배는 보통 가격이 저렴하고 오래 둘 수 있다. 우리 집에서는 사과가 제철일 때 요리용 사과를 구매한 다음 잘라서 냉동실에 보관한다. 사과 껍질에는 몸에 좋은 영양소가 많기

때문에 굳이 껍질을 벗기진 않는다.

- 날생선에 비해 냉동 생선이나 통조림 생선은 훨씬 저렴하고 더 오래 보관할 수 있다.

- 유산균이 살아 있는 요거트를 만드는 일은 그다지 어렵지 않다. 마트에서 살 수 있는 신선한 요거트 소량과 우유만 있으면 되니까. 요거트 제조기를 이용하는 방법도 있다.

- 발효 채소 음식은 아주 저렴한 비용으로 만들 수 있고 마트에서 구매 가능한 것보다 프로바이오틱스(probiotics, 유산균을 포함해서 인체에 도움이 되는 모든 미생물_옮긴이) 함량이 훨씬 높다. 하루 800칼로리 초고속 다이어트 홈페이지에선 내 아내가 맛있는 사우어크라우트를 만드는 과정을 볼 수 있다.

- 가공하지 않은 일반 포리지(오트밀에 우유나 물을 부어 죽처럼 걸쭉하게 끓이는 음식_옮긴이)는 대량 구매하는 인스턴트 포리지에 비해 훨씬 저렴하고 몸에도 훨씬 좋다.

- 점심 도시락을 직접 만들어 직장에 가져가는 것은 회사 근처 샌드위치 가게에 들르는 것보다 돈이 덜 들고 건강에도 더 좋다.

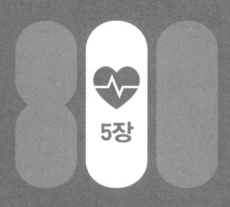

5장

부담 없이
활동량을 늘리는 방법

The Fast 800

운동을 하고 항상 활동적으로 지내는 생활이 중요하다는 점은 누구나 알고 있지만, 아는 것과 실행에 옮기는 것은 전혀 다른 문제다. 나는 특별히 운동을 좋아하지도 않고 스포츠센터도 질색이다. 그래서 건강하고 행복하게 지내고, 숙면을 취하고, 뇌 건강을 유지하기 위해 스스로 부담 없이 할 수 있는 방법을 찾아냈다.

서 있기

제일 먼저 쉽게 할 수 있는 일은 30분마다 서 있는 것이다. 계속 앉아 있는 것은 흡연만큼이나 건강에 좋지 않다. 30분마다 움직이라고 알려주는 알람 기능이 있는 앱을 다운로드해서 사용하고, TV를 많이 본다면 광고가 나오는 동안 이리저리 걸어보자. 그렇지 않으면 리모컨을 TV 옆에 둬서 채널을 바꾸려면 일어설 수밖에 없는 환경을 만들자.

걷기

걷기는 적은 비용으로 안전하게 운동할 수 있는 방법이다. 걷기를 생활화할 수 있다면 아침식사 전 일어나자마자 걷는 것이 가장 좋다. 그렇게 하면 몸의 신진대사를 활발하게 할 수 있을 뿐 아니라

이른 아침의 햇빛도 쬘 수 있기 때문이다. 눈부신 아침 햇빛은 우리 몸의 생체시계를 조정해서 밤에 숙면을 취할 수 있게 한다.

나는 걷기를 할 때 친구나 연인을 데려갈 것을 강력히 권장하지만(내 경우엔 개를 데리고 간다), 굳이 활동량 측정기를 착용하고 나가려 하진 않는다.

미국 피츠버그 대학 연구팀은 근거 없는 믿음을 타파하기 위한 실험으로 과체중인 18~34세 남녀 지원자 470명에게 6개월 동안 저칼로리 다이어트를 실시하여 체중을 줄이게 했다.[30] 6개월이 끝날 무렵 연구팀은 참가자들을 임의의 두 그룹으로 나눈 뒤 한쪽에는 감량한 체중을 유지하는 데 도움이 되는 표준 행동 프로그램을 실시하게 했고, 다른 한쪽에는 그에 더해 활동량 측정기를 착용하게 했다. 그런 다음 다시 18개월을 추적 관찰했다.

이렇게 2년에 걸친 실험이 끝날 무렵 참가자 전체는 체중을 다시 측정했다. 활동량 측정기를 착용한 그룹은 처음보다 3.5킬로그램을 줄이며 상당히 좋은 결과를 얻었다. 하지만 활동량 측정기를 착용하지 않은 그룹은 그보다 훨씬 많은 5.9킬로그램을 줄였다.

그 이유는 무엇일까? 연구팀에서는 이유를 설명하지 않았지만 내 생각은 이렇다. 내 행동에 비춰봤을 때, 목표 체중에 도달한 경우 활동량 측정기는 실험자로 하여금 더 많이 먹는 것으로 자신에게 보상하길 부추길 뿐 아니라 의욕을 북돋우기보다는 기를 꺾어놓을 수 있다. 우리는 그 유명한 '하루 1만 보 걷기'처럼 많은 이들이 쉽게 달성하지 못하는 목표를 이루기 위해 끊임없이 애쓴다. 그래서 포기하거나 속임수를 쓰기도 하고 말이다.

더 좋은 걷기 방법이 있는지 알아보기 위해 나는 영국 셰필드 할렘 대학의 롭 코플랜드(Rob Copeland) 교수와 손을 잡았다. 우리는 평소 활동량이 많지 않은 지원자를 모아서 임의의 두 그룹으로 나눈 뒤 첫 번째 그룹에겐 하루에 1만 보를 걷도록, 두 번째 그룹에겐 하루 3회 액티브 10(Active 10) 운동을 하도록 요청했다. 액티브 10은 거리에 상관없이 10분 동안 빠르게 걷는 운동법이다. 그런 다음 지원자들을 해산시켰다.

결과는 어떻게 되었을까? 하루 1만 보 걷기 그룹은 목표를 달성하는 일을 정말 힘겨워했고, 그것을 생활화할 수 없다는 반응을 보였다. 반면 액티브 10 운동 그룹은 소규모 걷기 모임을 만들어 더 즐겁게 지냈으며 주어진 목표량을 계속 채울 가능성도 훨씬 높게 나타났다. 하루에 걷는 걸음 수는 훨씬 적었지만, 일단 걷기 시작하면 그들은 1만 보라는 목표를 채우려는 그룹에 비해 더 열심히 힘차게 걸었다.

코플랜드 교수는 실험 결과를 분석한 다음 이렇게 말했다.

"액티브 10 운동 그룹은 움직이는 시간은 훨씬 적었지만 중고강도의 신체활동을 30퍼센트 정도 더 많이 한 것으로 나타났습니다. 이는 중고강도의 신체활동을 할 때 가장 큰 운동효과를 얻을 수 있다는 점에서 중요합니다."

NHS 홈페이지(www.nhs.uk/oneyou/active10/home)에 들어가면 액티

브10 운동을 소개하는 무료 앱을 찾을 수 있다.

고강도 간헐적 운동 HIIT

몇 차례 짧고 강도 높게 빨리 걷기를 하는 것이 하루를 시작하는 좋은 방법이기는 하지만 그것만으로는 충분하지 않다. 건강해지고 싶은 생각은 있으나 정말 시간이 없다고 느낀다면 아주 짧은 시간에 중요한 운동효과 대부분을 얻을 수 있는 고강도 간헐적 운동 HIIT를 시도해볼 수 있다. HIIT는 고강도 인터벌 트레이닝(High-Intensity Interval Training)의 약자다. 나는 몇 년 전 〈운동의 진실(The Truth about Exercise)〉이라는 다큐멘터리를 제작하던 중 우연히 이 운동을 알게 되었다.

HIIT 운동을 시작하기 전, 나는 일주일에 격렬한 자전거 타기를 몇 분만 실시해도 유산소 능력과 혈당 수치가 크게 개선될 거라는 말을 들었다. 놀랍게도 정말 그랬다. 내게 주어진 운동요법은 20초의 고강도 자전거 타기를 3세트씩 주 3회 실시하는 것이었다. 그러자 불과 6주 만에 인슐린 감수성이 20퍼센트 넘게 향상되었다.

뒤이어 영국 스털링 대학에서 건강과 운동과학을 강의하는 닐스 보야드(Niels Vollaard) 박사는 운동시간을 줄여도 운동효과를 얻을 수 있음을 보여줬다. HIIT 운동은 일주일에 고작 2분 정도만 실시해도 우리 몸에 엄청난 활력을 주는 것으로 밝혀졌다.

보야드 박사를 도와 실시한 최근 실험에서 우리는 영국의 디지

털 헬스케어 기업인 바빌론 헬스(Babylon Health)의 런던 지사에 실내자전거를 설치하고 일부 직원들에게 5주간 고강도 운동을 시도해보도록 요청했다.

시작하기 전에 보야드 박사는 실험에 참가한 직원들의 최대산소섭취량(VO2 max)을 측정했다. 최대산소섭취량은 심장과 폐가 얼마나 건강한지를 보여주는 유산소 능력 가늠 지표다. 보야드 박사는 최대산소섭취량을 실험실에서 측정했지만, 안정 시 심박동수를 온라인 계산기(www.fast-excercise.com/fast-excercise-calculator 참조)에 넣으면 최대산소섭취량 추정치를 얻을 수 있다.

이런 계산기는 같은 나이의 다른 사람에 비해 자신이 얼마나 건강한지도 알려준다. 그 이유가 아직 제대로 밝혀지진 않았지만 최대산소섭취량은 노화 정도와 기대수명을 예측할 수 있는 강력한 지표다. 이는 보야드 박사 등 여러 전문가들이 최대산소섭취량을 개선하는 가장 효과적인 방법을 알아내려 하는 주된 이유 중 하나이기도 하다.

HIIT 운동의 장점은 저강도의 신체활동을 더 오래 할 경우와 동일한 수준으로 최대산소섭취량이 개선되는 효과를 얻을 수 있다는 것이다. 보야드 박사는 이렇게 말했다. "HIIT 운동을 통해 얻는 것과 동일한 효과를 보려면 적정 속도로 45분씩 주 3회씩 뛰어야 합니다."

보야드 박사에 따르면 처음 20초를 전력으로 질주하면 우리 몸은 근육에 저장된 안정된 형태의 포도당, 즉 글리코겐을 분해한다. 이렇게 되면 다른 반응이 연쇄적으로 일어난다. 여기에는 보야드 박사가 '신호 전달 분자(signalling molecules)'라고 부르는 물질의 분비도 포함된다. 그리고 다시 20초 전력 질주를 하면 이 신호 전달 분자들이 활성화되어 심장 근육 등 다른 근육의 성장 촉진에 도움을 준다. 어쨌든 실험실에서 밝혀진 결과는 그랬다.

그렇지만 과연 사무실 환경에서도 효과가 있을까? 처음 여러 검사를 하고 5주 뒤 우리는 실험에 참가한 직원들이 어떻게 지냈는지 확인하기 위해 런던 지사를 다시 찾았다. 대부분은 최단 시간 운동을 빠짐없이 실시했고 상당히 건강해졌다고 느꼈다.

보야드 교수는 참가자들에게 결과를 알려줬다. "실험 결과를 분석해보니 모든 참가자의 수치가 개선되는 만족스러운 성과를 거둔 것으로 나타났습니다. 최우수 학생 찰리는 최대산소섭취량이 14퍼센트 향상되었고, 전체 참가자 역시 유산소 능력이 11퍼센트 올랐습니다. 이는 우수한 결과에 해당합니다."

보야드 박사에 따르면, 만약 그 수치가 계속 유지된다는 전제하에 유산소 능력이 11퍼센트 증가한다는 것은 심장질환의 발생 위험이 20퍼센트 정도 감소한다는 의미다.

HIIT 운동이 모든 사람에게 맞는 것은 아니다. 몸 상태가 좋지 않은 사람이라면 처음 1주 정도는 10초 전력 질주를 1회만 실시하는 식으로 천천히 시작해야 한다. 또 약을 복용 중이거나 어디를 다쳤거나 심장과 관련해서 우려되는 점이 있다면 어떤 운동요법을 시작하든 그 전에 의사와 먼저 상의해야 한다.

보야드 박사의 HIIT 운동요법

이 운동요법을 따르려면 저항 강도를 쉽게 바꿀 수 있는 실내자전거가 있어야 한다. 주 3회 실시하자.

1. 자전거 페달을 부드럽게 돌리면서 워밍업을 한다.
2. 1분 정도 지나면 빠르게 페달을 돌리기 시작해 곧장 저항 강도를 올린다.
3. 저항 강도 선택은 각자의 체력과 건강 상태에 달려 있다. 강도는 15초 전력 질주 뒤 허벅지에 자극이 오고 근육이 뻐근하기 시작할 정도로 높아야 한다.
4. 15초 후에도 여전히 같은 속도로 계속 페달을 돌릴 수 있다면 당신이 설정한 저항 강도는 충분히 높지 않은 것이다. 그렇다고 페달을 돌리다가 멈출 정도로 저항 강도가 높아서는 안 된다. 직접 해보면 알게 된다. 또한 체력이 좋아질수록 스스로 감당할 수 있는 저항 강도 역시 올라간다는 사실을 깨달을 것이다. 중요한 것은 매번 20초 동안 전력을 다하는 것이다.
5. 첫 번째 전력 질주 뒤 저항 강도를 낮추고 3분 동안 부드럽게 페달을 돌린다.
6. 그런 다음 준비가 되면 다시 20초간 전력 질주한다.
7. 몇 분 동안 부드럽게 페달을 돌려 심박동수와 혈압이 정상 수치로 돌아오면 자전거에서 내려와 운동을 마무리한다.

만약 내가 HIIT 운동의 완전 초보자라면 20초 전력 질주를 1회 실시한 다음 느낌이 어떤지 확인하는 일부터 시작할 것이다. 거기서부터 차츰 운동 강도를 높여갈 수 있다.

나는 지금도 20초 자전거 전력 질주를 3세트씩 주 3회 실시한다. 최근 미국에서 이뤄진 한 실험에서는 앉아서 일하는 과체중 남성 27명에게 20초 자전거 전력 질주 3세트를 주 3회씩 12주 동안 시켰다.[31] 그 결과 참가자들은 최대산소섭취량이 19퍼센트 향상되었을 뿐 아니라 인슐린 감수성도 개선되었다. HIIT 운동은 주 3회 45분씩 자전거를 빠르게 타는 것과 동일한 운동효과를 보였으나 최소한의 시간밖에 걸리지 않았다.

자전거가 없으면 HIIT 운동을 하기가 더 어렵지만, 자전거 타기를 20초 계단 오르기나 조깅할 때 짧게 전력 질주하기 등으로 대체할 수 있다. 수영할 때도 가능하다. 다시 말하건대, 핵심은 20초 동안 전력을 쏟는 것이다.

근력 운동

심장과 폐뿐 아니라 근육에도 신경을 써야 한다. 근육을 키우면 해변에서 돋보인다는 장점만 있는 듯하지만 그보다 더 중요한 것도 있다. 근육은 우리가 자고 있을 때에도 칼로리를 소모시키고, 근육을 발달시키면 인슐린 감수성도 개선된다.

내가 거의 아침마다 하는 간단한 운동법이 있다. 잠자리에서 일어나 라디오를 켜고는 팔굽혀펴기, 스쿼트, 복부운동, 이두운동, 플랭크를 대략 이 순서대로 연이어 실시한다. 물론 각자 시도해볼 만한 다른 여러 변형 자세들이 있지만 모두 기본 동작들이다. 어떻게 하는 동작인지 보고 싶다면 역시 하루 800칼로리 초고속 다이어트 홈페이지에 방문해보자.

하루 800칼로리 초고속 다이어트 1주차에는 각 동작을 10회씩 1세트 실시하는 것부터 시작하기를 권한다(플랭크의 경우 20초 버티기). 팔굽혀펴기 10회, 복부운동 10회, 스쿼트 10회 식으로 매주 3회를 실시하는 것이다. 각각의 동작을 2주차에는 10회씩 2세트, 4주차에는 10회씩 3세트를 목표로 실시하자.

일상에서 활동량을 늘리는 열두 가지 방법

1. 자전거를 사서 탈 수 있을 때 타자. 시간과 돈이 많이 절약된다.

2. 목적지까지의 거리가 2킬로미터 미만이라면 걸어서 가보자. 버스를 기다리거나 주차할 곳을 찾는 것보다 적은 시간이 걸릴 것이다.

3. 전화 통화는 일어서서 하자. 칼로리도 소모하고 목소리도 더욱 활기차게 들릴 것이다.

4. 마트에서는 쇼핑 카트보다 바구니를 이용하자. 쇼핑하는 동안 일종의 저항 운동을 하게 되는 셈이다.

5. 물을 많이 마시자. 이는 수분을 공급할 뿐만 아니라 화장실도 자주 가게 만들기 때문에 짧은 거리를 빠른 걸음으로 움직이는 일이 더 많아진다.

6. 가능하면 계단을 이용하자. 나는 에스컬레이터에서도 항상 걸어서 올라간다.

7. 평상시 버스나 지하철을 타고 출근한다면 한 정거장 미리 내려서 걸어가자.

8. 자동차를 운전해서 출근하거나 마트에 간다면 주차장 입구에서 가장 먼 곳에 차를 세우자.

9. 저항 밴드(잡아당기면 저항이 느껴지는 신축성 있는 고무 밴드나 튜브)나

작은 아령을 항상 책상 근처에 두고 회의나 업무 사이에 팔운동을 하자.

10. 점심시간을 이용한 걷기 모임을 만들자. 트레이너가 절실하게 필요한 사람들이 몰려들지 모를 일이다. 동지애를 즐기고, 운동을 하기 싫은 기분이 들 때 서로를 격려해주자.

11. 나는 낯선 도시에서 휴가를 보낼 때 주로 가이드가 있는 2시간짜리 걷기 투어를 한다. 비용도 많이 들지 않고 가이드로부터 도시의 역사를 제대로 들을 수 있다. 개인적으로는 베를린에서 했던 걷기 투어가 특히 좋았다.

12. 댄스 수업을 듣자. 친목을 도모할 수 있지만 라틴 댄스나 볼룸 댄스 같은 대표적인 댄스 스텝을 배운 적이 없다면 심적으로 부담스러울 것이다. 하지만 중년에 새로운 도전에 나서는 것은 치매 위험성을 줄이는 검증된 방법이다.

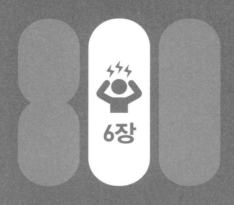

6장

다이어트의 적
'스트레스' 해소법

The Fast 800

많은 사람들이 체중 증가를 나쁘게 생각하는 이유는 그것이 전적으로 자신의 잘못이라 여기기 때문이다. 요컨대 살이 찌는 것은 너무 많이 먹으면서 운동은 충분히 하지 않는 이유 때문밖에 없다는 말을 우리는 누누이 들어왔다. 뚱뚱해지면 그것은 분명 식탐이 많고 게으른 탓이라는 뜻이겠다.

하지만 앞서 살펴봤듯 체중이 증가하는 이유는 결코 그렇게 단순하지 않다. 우리가 먹는 음식(식품 업계에서 제조하고 대대적으로 홍보를 하는 식품)은 우리의 뇌와 호르몬을 좌지우지할 수 있고, 우리가 사는 세계는 활발한 활동을 방해하는 쪽으로 구축되었다. 쇼핑센터는 점차 도심에서 벗어난 곳에 들어서고 자동차를 이용해야만 갈 수 있다. 도로는 자전거를 타기에 위험하고, 엘리베이터는 찾기 쉽지만 계단은 찾아보기 어렵다.

우리 주변은 끊임없이 우리를 유혹하는 것으로 가득해서 견디기 힘들다. 또한 '칼로리 균형(calories in, calories out)'을 중시하는 대중은 스트레스가 대단히 중요한 요인이라는 점을 간과하고 있다. 만성 스트레스가 허기를 부추기고, 먹는 것으로 위안을 얻게 하며, 자기혐오 및 수면 장애를 일으킨다는 점은 이미 연구를 통해 드러났다. 이는 결국 스트레스, 허기, 섭식장애, 자기혐오 등의 강도가 한층 높아지는 결과를 초래한다.

스트레스란 무엇인가?

인생에서 어느 정도의 스트레스는 생존을 위해 반드시 필요하다. 길을 건널 때 차도에 있다는 것을 깨달으면 몸에서는 신체적 행동을 준비하기 위해 코르티솔, 아드레날린 같은 스트레스 호르몬을 대량으로 분비한다. 이를 두고 심리학에서는 '싸움 혹은 도주 반응(fight or flight response)'이라고 한다. 이 반응은 먼 옛날 인간이 포식자들에게 잡아먹히는 상황을 피하는 일에 도움이 되었을 거라는 이유로 진화되었다. 스트레스의 장점인 셈이다. 문제는 이런 스트레스 호르몬 수치가 상승해서 계속 높은 상태를 유지하는 장기적 스트레스다.

스트레스와 불면증은 어떻게 허기를 부추길까?

실직, 이혼, 이별, 사고 등 삶에는 우리 스스로 통제할 수 없는 일들이 많다. 이 모든 것은 심각한 좌절을 초래해 엄청난 스트레스를 유발하고 결국 먹는 것에서 위안을 얻는 상황을 불러올 수 있다. 내가 소개하려는 방법들은 지금 당장의 고통을 줄여주긴 어렵겠지만 삶에서 이런 사건들이 미치는 영향을 줄이는 데는 도움이 될 것이다.

그렇다 해도 스스로 관리할 수 있고 관리해야 하는 한 가지 중요한 스트레스 유발 요인이 있다. 바로 수면 부족이다. 불면증은 흔한 증상이며 스스로 유발하는 경우가 많다. "스스로 유발한다"는 말은 밤늦게까지 SNS를 하느라 수면을 우선순위에 두지 않는다는 뜻이다.

하지만 체중을 줄이거나 적정 체중을 유지하려는 데 가장 좋지 않은 것은 충분한 수면을 취하지 않는 일이다. 단 며칠만이라도 수면시간을 줄이면 혈당 수치와 공복 호르몬에 악영향을 끼칠 수 있다.

나는 영국 리즈 대학의 엘리너 스콧(Eleanor Scott) 박사와 함께 단기간의 강도 높은 수면 부족 실험을 진행했다. 스콧 박사는 건강한 지원자들을 모집해서 혈당 수치에 어떤 변화가 있는지 관찰할 수 있도록 글루코오스 측정기를 부착했다. 그런 다음 지원자들에게 이틀은 평소보다 2시간 늦게 잠자리에 들고 다시 이틀은 원하는 만큼 충분히 자라고 했다.

열혈 실험 참가자로서 나 역시 당연히 실험에 동참했다. 2시간 늦게 잠자리에 든 이틀 밤은 꽤나 암울했다. 또한 너무나 허기가 졌고, 잠이 부족한 날엔 혈당 수치가 많이 올라갔다는 사실에 마음이 그다지 편치 않았다.

실험에 참가한 다른 지원자들도 마찬가지로 잠을 덜 잤을 때 배가 고팠다고 불만을 토로했다. 그중 한 명은 이렇게 말했다.

"비스킷이 너무 먹고 싶더라고요. 하나만 먹은 게 아니에요. 커스터드 크림빵을 열 개나 먹었다니까요."

나는 궁금했다.

"평소와 달랐던 건가요?"

"글쎄요, 아침식사 메뉴로 보자면 분명 평소와 다른 거였죠."

비스킷을 마음껏 먹었든 평상시 식습관을 따랐든 실험 참가자 모두는 혈당 수치가 크게 증가했다. 이전에는 건강했던 사람들이 제2형 당뇨병 수준의 혈당 수치를 보인 것이다. 다행히 이런 문제들은 며칠간 충분한 수면을 취하자 해결되었다.

수면 부족이 과식으로 이어진다는 것은 놀라운 일이 아니다. 영국 킹스칼리지 런던 연구팀의 조사에 따르면 수면이 부족할 경우 사람들은 하루 평균 385칼로리를 더 섭취한다.[32] 이는 커다란 머핀 한 개의 칼로리와 맞먹는 수치다.

스트레스와 불안을 해소하는 방법

- 체중을 줄인다는 것은 수면의 질이 좋아진다는, 다시 말해 수면 부족으로 인한 폭식 충동을 덜 느낄 수 있다는 뜻이다.
- 5:2 방식 같은 간헐적 단식은 천연 항우울제 BDNF의 수치를 높여 기분을 좋게 하는 것으로 밝혀졌다.
- 지중해식 식단의 여러 이점 중 하나는 뇌에 미치는 좋은 영향이다. 호주 푸드앤드무드 연구센터(Food and Mood Centre)의 연구 결과 지중해식 식단은 불안과 우울증에 큰 영향을 미칠 수 있는 것으로 밝혀졌다.[33] 한 연구에서는 심각한 불안이나 우울증을 겪는 사람들은 12주 동안 지중해식 식단을 실시하는

것만으로도 기분을 상당히 개선시킬 수 있다는 사실을 알아냈다.

- 이런 변화가 나타나는 이유를 정확히 아는 이는 아무도 없다. 하지만 지중해식 식단에 들어가는 일부 식재료(생선이나 올리브유 같은)에 확실한 소염 효과가 있고, 대부분의 우울증 증상은 감염이나 스트레스에 대한 신체의 면역체계 반응에 의해 일어나는 염증과 관련이 있을 거라는 증거가 늘어나고 있다.

- 운동 또한 스트레스를 해소하는 중요한 요인이다. 운동은 뇌에서 BDNF, 엔돌핀 등 기분을 좋게 하는 신경전달물질의 생성을 촉진시키고, 자신이 처한 상황을 잊어버리게 하며, 수면의 질도 향상시킨다. 이미 살펴봤듯 수면은 기분에 직접적인 영향을 미친다.

마음챙김

앞서 언급한 방법들에 더해 마음챙김을 시작해볼 것을 권한다. 강좌를 듣는 등 다양한 방식이 있지만, 나는 앱을 통해 거의 매일 아침 5~10분 정도 명상 지도를 받는다. 다음과 같은 간단한 루틴을 따르기만 해도 그 묘미를 느낄 것이다. 편안한 의자에 앉아 양손을 허벅지 위에 내려놓고 두 눈을 감은 다음 몇 분 동안 자신의 호흡에 집중해보자.

1. 숫자를 1부터 4까지 세며 코로 숨을 들이마신 다음, 숨을 참거나 멈추지

않은 채 다시 1부터 4까지 세면서 부드럽게 내쉬자.

2. 이 과정을 3~5분 정도 반복하자.

코로 들이마신 숨이 흉부를 가득 채우고 횡격막을 팽창시켰다가 수축시키는 감각에, 또 이 호흡 과정에 계속 집중해보자. 자연스러운 현상이지만 이런저런 생각이 떠오른다고 느껴지면 다시 부드럽게 호흡에 집중한다. 굉장히 어려우나 다른 운동과 마찬가지로 이 역시 점차 쉬워진다. 여러 생각으로 잠들지 못하는 듯할 때 서서히 잠들게 도와주는 좋은 방법이기도 하다.

다음에 소개하는 훈련들 중 마음에 드는 몇 가지가 있을 수도 있겠다. 옥스퍼드 마음챙김 센터(Oxford Mindfulness Centre)의 강사이자 《보고, 사랑하고, 나답게 지내자(See, Love, Be)》의 저자인 친구 팀 스테드(Tim Stead)가 제공한 운동법이다.

건포도 훈련

고전적인 방식이다. 꼭 건포도만 고집해야 하는 건 아니지만, 건포도를 사용하면 특별히 잘되는 것 같다.

1. 건포도 한 알을 손바닥 위에 놓자.

2. 이제 그냥 건포도를 자세히 살펴보자. 감촉, 색깔, 표면에 빛이 도는 방식을 관찰하자. 그런 다음 건포도를 집어 손가락 사이에서 굴려보자. 살짝 짓눌러도 보고, 냄새도 맡아보고, 지그시 바라보기도 하자.

3. 건포도를 혀에 올려놓고 맛을 보자. 단맛 나는 것이 들어온다는 기대로

입안에 침이 고이는 과정을 느껴보자.

4. 마음이 내킬 때 건포도를 깨물고 그 맛이 퍼지는 과정을 느껴보자. 실제로 건포도의 맛을 느끼는 것은 혀의 어느 부분인가? 건포도 맛을 어떻게 설명할 것인가?

5. 마지막으로 건포도를 삼키자.

커피 한 잔이나 사과 한 입 등 음료나 음식으로도 이와 동일한 훈련을 할 수 있다. 중요한 것은 이 경험을 제대로 만끽하기 위해 잠시라도 짬을 내는 것이다.

호의 훈련

조용하고 편한 곳을 찾아 앉은 다음 머릿속으로 이 말을 반복하자. '부디 안전하기를. 부디 호의를 알기를.'

처음에는 어색한 기분이 들 수 있지만 이것은 스스로에게 호의적인 태도를 기르는 방법이다. 우리는 끝없이 비판적인 머릿속 그 작은 목소리에 귀 기울이는 일에 너무 많은 시간을 허비한다. 호의 훈련은 그 목소리에 반격하는 한 가지 방법이다.

돌아온 탕아 훈련

아침에 일어나면 가장 먼저 스마트폰 알람을 낮 시간 아무 때고 설정해놓는다. 알람이 울리면 하던 일을 멈추고 주위를 둘러보자.

자신이 어디에 있는지, 주위에 다른 누가 있는지, 알람이 울릴 때 마음속에 무슨 생각이 스쳐지나갔는지 주목해보자. 기분이 어떤지 스스로에게 물어보자. 지금 기분은 어떤가?

몸 상태를 확인해보자. 무릎은 어떤가? 다음에 무엇을 하고 싶은지 생각해보자. 항상 하던 일이 아닌 어쩌면 다른 것일 수도 있다. 이 훈련의 핵심은 평소의 판에 박힌 일상에서 벗어나 스스로 선택 가능한 일이 있음을 깨닫게 하는 데 있다.

자연 속에서의 마음챙김

정원 가꾸기 역시 어느 정도 운동이 되고 스트레스를 줄이는 좋은 방법이지만, 이 특별한 정신 훈련이 반드시 정원을 필요로 하는 것은 아니다. 그냥 밖으로 나가거나 근처 공원에 가보자. 꽃을 찾아서 살펴보자. 제대로 들여다보자. 꽃의 이름을 알 필요는 없다. 꽃의 색깔이나 무늬, 자라는 방식을 잠시 지그시 바라보기만 하면 된다.

이렇게 하는 동안 그다음엔 무엇을 해야 하는지 혹은 다음 식사에 무엇을 먹을지 등 종잡을 수 없는 생각이 들 것이다. 그렇더라도 다시 꽃에 집중하도록 노력해보자. 단 몇 분 만이라도 말이다.

마음챙김은 만병통치약 같은 것도, 또 모든 사람에게 분명히 효과가 있는 것도 아니다. 외상 후 스트레스 장애를 겪는 사람 등 상처 입기 쉬운 이들은 마음챙김을 시작하기 전에 특히 신중해야 하니 말이다. 그럼에도 마음챙김을 끈기 있게 하는 사람들 대부분은 효과를 본다.

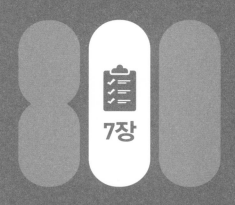

7장

하루 800칼로리
초고속 다이어트의
3단계 프로그램

The Fast 800

하루 800칼로리 초고속 다이어트는 급속한 체중 감량 단계, 새로운 5:2 단식 단계, 유지관리 단계 등 세 단계로 구성된다. 체중 감량 단계와 5:2 단식 단계에 머무는 기간에 대해서는 규정하지 않을 생각이다. 이 두 단계는 전적으로 각자 얼마나 체중을 줄이고 싶은지, 또 특정 단계를 지속하는 것이 얼마나 쉽다고 여기는지에 달려 있기 때문이다.

물론 급속한 체중 감량 단계부터 시작할 것을 권하지만 그 방식이 모든 사람에게 맞지는 않을 것이다. 체중 감량부터 시작하고 몇 주 뒤에 5:2 단식 단계로 넘어갈 수도 있다. 아니면 체중 감량 단계에서 엄청난 결과를 얻고 있으니 한동안 그 단계를 지속하고 싶다고 생각하게 될지도 모를 일이다.

우선 하루 800칼로리 초고속 다이어트의 세 단계 각각이 갖는 특징과 원리를 간략히 알아본 다음 그 효과 및 생활화하는 법을 자세히 살펴보도록 하자.

1 단계: 급속한 체중 감량_초고속 다이어트 시동 걸기
급속한 체중 감량 단계에서는 하루에 800칼로리를 섭취한다. 나는 체중 감량 단계를 최소 2주 정도 유지하라고 권하지만 각자의 상황이나 감량해야 하는 체중에 따라 12주까지 유지할 수 있다.

하루 800칼로리 식단을 구성하기 위해 이 책에 소개된 레시피를 참고하거나, 보다 편하다고 생각되면 식사대용 셰이크를 이용해도 무방하다. 하루 800칼로리를 섭취하는 것이 충분치 않아 보이겠지만, 이 책에 소개된 레시피들은 영양소가 풍부할 뿐만 아니라 포만감을 주도록 구성되어 있다.

저칼로리 저탄수화물 식단이기 때문에 가벼운 케토시스 상태가 나타나는데(소변 검사로 확인해볼 수 있다) 이런 현상은 며칠이 지나야 시작된다. 이 단계에서 우리 몸은 에너지를 얻기 위해 포도당을 연소시키는 체계에서 지방을 연소시키는 체계로 바뀌고, 그 과정에서 생성되는 케톤체는 식욕을 억제하는 데 도움을 준다. 이런 과정에 익숙하지 않기 때문에 두통이나 현기증이 생길 가능성이 있는데, 이는 탈수증이 원인일 수 있으며 곧 사라진다. 부작용과 그 대처법은 나중에 자세히 살펴보자.

칼로리 섭취량을 하루 800칼로리로 줄이는 것과 함께 TRE 방식을 추가해보자. 다시 말해 처음부터 야간 공복시간을 12시간으로 설정하는 것이다. 그 방법에 대해서는 160~161쪽에서 자세히 다루겠다.

2단계: 새로운 5:2 단식_간헐적 단식

다이어트 2주차가 끝날 무렵 혹은 그 이후(얼마나 잘 해나가고 있는지에 따라)의 어느 시점에 다다르면 급속한 체중 감량 단계를 좀 더

점진적인 방식으로 바꾸고 싶어질 수 있다. 매일 하루 800칼로리를 섭취하던 방식에서 간헐적 단식, 즉 일주일 중 며칠은 하루 800칼로리를 섭취하는 방식으로 변화를 주는 것이다.

단식을 하지 않는 날에는 칼로리 계산을 할 필요가 없다. 하지만 식사량 조절에 신경을 쓰고 건강에 아주 좋은 지중해식 식단을 유지해야 한다. 그 방법에 대해선 이 책 뒷부분에 소개된 레시피를 참고하자.

이쯤에서 식사제한 시간을 12시간에서 10시간으로 줄여 야간 공복시간을 늘리는 방법도 생각해볼 수 있다. 바꿔 말하면 야간 공복이 14시간 동안 지속되게 하는 것이다. 이렇게 하는 이유는 간헐적 단식의 효과, 특히 자가포식 과정과 케토시스 상태를 유지하고 강화하는 데 도움이 되기 때문이다.

3단계: 유지관리_생활화

자신의 목표에 도달했다면 이젠 유지관리 단계로 넘어갈 차례다. 이 시기는 또 하나의 아주 중요한 시점이기도 하다. 자신이 알게 된 모든 것들을 하나로 통합하는 시기임과 동시에 예전 습관으로 되돌아가고 싶어지는 시기라서다. 다행인 점은 유지관리 단계를 오래 실시할수록 더 수월하고 자연스러워진다는 것이다.

한눈에 보는 하루 800칼로리 초고속 다이어트

	단식 방법	식사 내용	식사시간
1단계: 급속한 체중 감량	최소 2주부터 최대 12주까지 하루 800칼로리 섭취	저칼로리식 (레시피 참조) 또는 식사대용 셰이크	12:12 TRE 단식
2단계: 새로운 5:2 단식	주 2회 하루 800칼로리 섭취	**800칼로리 단식일:** 저칼로리식 (레시피 참조) 또는 식사대용 셰이크 **단식하지 않는 날:** 식사량을 조절 하며 지중해식 식단 실시	14:10 또는 16:8 TRE 단식
3단계: 유지관리	칼로리 계산은 하지 않고 주 1회 단식 실시	건강에 좋은 지중해식 식단	12:12 또는 10:14 TRE 단식

시작하기 전에

하루 800칼로리 초고속 다이어트는 가급적 단순하고 누구나 할 수 있게 만들어졌으며, 확실한 과학적 정보에 바탕을 둔다. 하지만 시작하기 전에 이 방식이 자신에게 맞는지 확인하기를 바란다. 체중과 신진대사에 강력하고 효과적인 영향을 미치는 방식이지만 모든 사람에게 맞는 것은 아니기 때문이다. 따라서 이 책 앞부분으로 돌아가 급속한 체중 감량 단계를 거쳐야 하는 경우와 하지 말아야 하는 경우를 꼼꼼히 따져보자(97쪽 참조).

검사와 목표

시작하기 전에 자신의 몸 상태를 아는 것은 중요하다. 자신에게 적합하고 안전한지 확인하는 동시에 동기를 부여하고 자신이 이루려는 목표에 집중하도록 도와주기 때문이다. 만약 상당한 과체중이거나 다른 질환이 있다면 하루 800칼로리 초고속 다이어트를 하는 동안 모니터 및 동기부여를 하기 위해 관련 전문가들의 협조를 얻어야 할 수도 있다.

집에서 할 수 있는 기본적인 측정 항목

체중, 허리둘레, 안정 시의 심박동수를 측정해보자.

- 체중계에 올라 몸무게를 잰다. 아침에 일어나 무언가를 먹거나 마시기 전에 재는 것이 이상적이다.
- 배꼽을 기준으로 허리둘레를 잰다.
- 운동을 하기 전에 안정 시의 심박동수부터 측정한다.
- 측정 결과를 계속 기록한다.

집에서 할 수 있지만 좀 더 복잡한 측정 항목

휴대용 혈당 측정기를 이용하면 당뇨병인지 당뇨병 전단계에 속하는지 알 수 있다. 손가락을 찔러 혈당 수치를 측정한다. 성인의 30퍼센트 이상이 당뇨병 전단계에 속하지만 검사를 하지 않으면 자신의 상황을 알고 있을 가능성이 지극히 낮다. 자신이 제2형 당뇨병 환자임을 모르는 경우도 네 명 중 한 명꼴이다.

휴대용 혈당 측정기는 약국이나 인터넷에서 구입할 수 있다.

혈당 수치가 정상보다 높지 않다 해도 혈당 측정기를 유용하게 이용할 수 있다. 자신의 몸이 여러 음식에 어떤 반응을 보이는지 알 수 있기 때문이다. 우리 부부는 빵과 백미를 섭취하면 혈당 수치가 급등하는 것을 직접 확인했다.

케톤 검사지도 직접 사용해볼 만하다. 이 역시 인터넷에서 구입할 수 있다. 채혈검사 방식을 쓰면 보다 정확한 결과를 얻을 수 있지만 소변 검사지를 이용하면 더 간단하고 비용도 덜 든다.

식이성 케톤증(nutritional ketosis)은 단식의 자연스럽고 바람직한 부작용이다. 당뇨성 케톤산증(Diabetic Keto Acidosis)과 매우 다르다는 점에 유의하자. 당뇨성 케톤산증은 케톤 수치가 위험할 정도로 높은 당뇨병 환자들에게서 나타나는 심각한 합병증이다.

그밖에도 유용할 법한 여러 검진 항목이 있지만 필수 항목은 아니다. 이에 관한 자세한 정보는 271~273쪽을 참고하자.

자신의 GOAL을 분명히 하자

여러 항목의 측정 및 검사가 끝나고 나면 자신이 이루고 싶은 목표를 더 잘 깨닫게 된다. 예를 들면 당뇨병 전단계에 속한다는 것을 알게 된 뒤 혈당 수치를 다시 정상으로 낮추고 싶어질 수 있다. 건강 상태는 양호하지만 내장지방이 다소 많을지도 모를 일이다. 아니면 그저 좋아하는 예전 옷이 다시 맞기를 바랄 수도 있다.

- 얻고 싶은 결과(Get): 하루 800칼로리 초고속 다이어트를 통

해 얻고 싶은 결과는 무엇인가? 체중 감량? 혈당 수치 개선? 허리둘레 감소? 약 복용 중단?

- 계기(Opportunities): 성공하게끔 도움을 줄 만한 사람들이나 계기가 있는가? 가족이나 친구? 전문가? 다이어트 단짝? 하루 800칼로리 초고속 다이어트 홈페이지 같은 온라인 사이트?

- 방식(Approach): 하루 800칼로리 초고속 다이어트를 어떻게 시작할 생각인가? 성공하기 위해 어떤 단계를 밟아야 하는가? 과거에는 어떤 방식이 효과적이었나? 순조로운 진행에 도움이 되는 것은 무엇인가? 하루 800칼로리를 섭취하는 요일을 어떤 식으로 조합으로 하면 효과적인가?

- 성과 찾기(Look for success): 하루하루에 충실하자. 측정 결과나 기분, 활력 정도, 활동량에 작은 변화가 있는지 살펴보고, 소소한 긍정적 변화들을 주목하고 자축하자.

노트 한 권을 준비한 다음 위와 같이 자신의 GOAL을 기록하자. 이 방법은 이루고 싶은 것과 그에 따른 계획을 일목요연하게 정리할 때 효과적이다.

정리한 내용을 코팅해서 냉장고 혹은 욕실 거울이나 방문에 붙여 놓는다. 자신이 하루 800칼로리 초고속 다이어트를 하고 있는 이유를 상기하는 것은 동기부여가 약해져 흔들리는 시점에 정말 도움이 된다.

식료품 수납장을 깨끗이 비워라!

인간의 의지력은 엄청나게 과대평가된 면이 있다. 의지력에 의존하는 것은 그렇게나 많은 다이어트가 실패하는 주된 이유 가운데 하나다. 오래된 습관은 고치기 어렵다. 때문에 성공하고 싶다면 실패보다 성공을 하기 쉬운 환경을 조성하는 것이다.

하루 800칼로리 초고속 다이어트를 시작하기 전에 집 안의 정크푸드를 없애버리자. 새로운 세포가 자랄 공간을 만들기 위해 오래된 나쁜 세포를 제거하는 '자가포식' 과정처럼 말이다. '눈에서 멀어지면 마음에서도 멀어진다'는 속담 뒤에는 엄청난 진실이 숨어 있다. 간식거리가 바로 눈앞에 있는데 먹지 않고 참는 건 너무나 힘든 일이다.

숨기거나 버리거나 누군가에게 줘야 하는 식료품들

1. 당분 함량이 높은 가공식품이 대부분인 아침식사용 시리얼(플레인 오트밀은 제외)

2. 당분 함량이 높은 케이크, 비스킷, 캔디류

3. 초콜릿(코코아 함량이 70퍼센트 이상인 다크 초콜릿은 제외)

4. 아침식사용이나 간식용 바, 감자칩, 말린 과일 등의 간식류

5. 즉석식품과 통조림 수프(설탕 첨가물 함량이 높은 경우가 많으므로)

6. 크래커와 플랫브레드(난, 피데 등과 같이 밀가루, 소금, 물을 이용해 만든 반죽을 굽거나 튀긴 납작한 모양의 빵_옮긴이)

7. 달콤한 열대과일

8. 주스, 코디얼(알코올에 설탕과 식물성 향료 등을 섞어 만든 음료_옮긴이), 스무디,
    탄산음료

9. 술

　이런 식료품은 모든 식구가 기꺼이 처분에 동의한다면 훨씬 수월히 없앨 수 있다. 만약 식구들 중 아이들, 또는 다이어트를 하지 않는 배우자가 있다면 모든 '간식용' 식료품을 눈에 띄지 않는 곳에 숨기라고 권하는 바다.

　열거나 찾을 수 없도록 잠금장치가 있거나 숨겨진 수납장에 간식거리를 보관할 수도 있다. 무모한 짓임을 알지만 견딜 수 없으면 간식거리를 찾아 나서기 마련이다. 직접 경험해본 나의 말이니 믿어도 좋다. 정크푸드를 중독성이 매우 강한 마약 같은 것으로 여겨보자. 그런 것을 집 안에 보관하지는 않을 테니까.

비축해둬야 하는 좋은 식료품 열 가지

수납장이나 냉장고에서 정크푸드를 없애버렸다면 이제 그 공간을 다른 것들로 다시 채워 넣어야 한다. 집에 아무 음식도 없는 상태는 정크푸드가 많은 상태만큼이나 바람직하지 않다. 결국엔 테이크아웃 음식을 먹거나 간식거리를 사려고 편의점에 들를 테니 말이다.

　다음에 소개하는 것은 집에 반드시 있어야 하는 열 가지 좋은 식료품이다. 대부분은 이 책 뒷부분에 있는 레시피의 요리를 만들 때 유용하다.

1. 대용량 올리브유

올리브유를 넉넉하게 비축해두자. 요리할 때 올리브유나 카놀라유(무가공 혹은 버진)를 사용하고, 샐러드용으로 엑스트라 버진 올리브유도 구비해놓자.

2. 채소

다양한 채소, 특히 시금치, 브로콜리, 케일, 당근, 피망, 가지, 토마토, 오이, 쿠르젯(호박의 일종_옮긴이)을 준비해놓자. 정말 뭔가 너무 먹고 싶을 때 심심풀이로 먹을 수 있게 당근이나 셀러리, 오이를 미리 자른 뒤 냉장고 문을 열면 바로 보이도록 위쪽에 보관한다.

3. 과일

과일은 단 것이 생각날 때 케이크나 비스킷을 대체할 수 있는 좋은 식품이다. 하지만 지방을 연소시키는 케토시스 상태를 중단시키기도 하니 간식보다는 후식으로 먹고, 하루 두 조각 정도로 양을 제한한다. 사과, 배, 베리류 등 당분 함량이 낮은 과일을 선택하자.

4. 고지방 유제품

고지방 그릭요거트, 치즈, 버터 같은 유제품을 비축해두자. 건강에 좋은 천연 지방은 포만감을 더 오래 지속시킨다. 나는 간식 생각이 나면 작은 치즈 한 덩어리에 배를 몇 조각 썰어 함께 먹는다.

5. 무염무가당 견과류와 씨앗류

아몬드, 캐슈너트, 브라질너트, 호두, 호박씨, 잣, 치아시드, 참깨 등 다양한 견과류를 구비해두자. 풍미를 높이기 위해 볶은 다음 유리 용기에 보관한다. 견과류는 장내 미생물의 먹이가 되는 섬유질이 풍부하고 건강에 좋은 천연 지방의 훌륭한 공급원이다. 하지만 소량만 먹도록 하자.

6. 통곡물

현미, 와일드라이스, 퀴노아, 통보리 등을 비축해놓자. 식사할 때 백미나 파스타 대신 이런 통곡물을 소량 추가할 수 있다. 식단에서 빵을 완전히 배제해보자. 물론 이는 쉽지 않은 일이고, 통곡물 중심의 식단을 실시한다 해도 설탕에 취하고 싶은 충동이 줄어들어지는 않을 것이다. 도저히 어쩔 수 없을 경우라면 씨앗이 들어간 통곡물빵이나 호밀 흑빵 한 조각 정도만 가끔 허용하자.

7. 달걀

우리 가족은 달걀을 항상 구비해놓고 거의 일주일 내내 아침식사 시 먹는다. 달걀은 훌륭한 단백질 공급원이고 포만감을 더 오래 지속시킨다. 우리 집 아이들은 날달걀도 먹는다(일종의 몸 만들기 과정이라고 한다).

8. 기름기가 많은 생선

훈제연어와 달걀은 아침식사에 잘 어울리고, 참치 통조림은 간식이나 점심식사 대용으로 그만이다. 훈제연어는 요리 준비하기도 매우 쉽고 풍미가 대단하다. 주 2~3회는 기름기 많은 생선을 먹어보자.

9. 강낭콩과 렌틸콩

말린 것이든 통조림 또는 인스턴트식품에 들어 있는 것이든 콩류는 식물성 단백질 및 여러 영양소가 풍부하다. 주로 올리브유를 뿌렸을 때 가장 맛이 좋다. 스튜나 샐러드, 구운 음식에 소량을 넣어보자. 건강에 좋은 장내 미생물을 키우는 데 꼭 필요한 섬유질의 훌륭한 공급원이 되어줄 것이다.

10. 탄산수와 허브티

탄산수는 칼로리 추가 없이 배고픔의 고통을 누그러뜨릴 때 도움이 된다. 풍미를 위해 레몬이나 라임 혹은 오이 한 조각을 추가해보자. 허브티는 설탕 함유 음료를 대체하는 데 좋다. 대부분의 마트에는 다양한 종류의 허브티가 있다. 차가운 허브티는 냉장고에 보관하자.

나의 다이어트를 주위에 널리 알리자

다이어트하는 것을 비밀에 부치지 말자. 친구나 가족에게 자신이 하루 800칼로리 초고속 다이어트 중이며 주위의 도움이 필요하다고 말하자. 결국엔 먹는 것을 스스로 조절하게 되지만, 만약 친구가 커피와 함께 케이크 한 조각을 먹자고 권하지 않는다면 당신의 다이어트에 도움이 된다. 당신이 다이어트 중임을 주위 사람들이 안다면 당신 주변에서 먹는 것에 신경을 쓸 것이고 간식거리를 건네거나 유혹의 손길을 뻗치지도 않을 것이다.

하루 800칼로리 초고속 다이어트를 하는 이유와 목표가 무엇인지 가까운 사람들이 이해하는 것이 중요하다. 주위 사람들에게 이 다이어트 식단을 같이 시도해보자고 권하자. 그들이 당신과 똑같이 하루 800칼로리 섭취량을 고수할 필요는 없지만(이 책에 소개된 레시피 대부분에는 단식하지 않는 날에 맞춰 응용하는 팁도 덧붙여져 있다) 더 많은 사람이 함께할수록 좋다. 다른 사람들과 영양 섭취에 대해 이야기를 나누다 보면 여러 음식이 우리 건강에 미치는 영향을 확실히 이해하게 될 것이다.

매일 하루 800칼로리를 섭취하는 방식으로 시작해야 할까?

우선 급속한 체중 감량 단계부터 시작할 것인지, 아니면 새로운 5:2 단식 단계부터 시작할 것인지 결정해야 한다. 이것은 각자 감량하고 싶은 체중과 동기부여 정도에 달려 있다. 물론 급속한 체중 감량 단계의 장점은 체중이 빠르게 줄어드는 양상이 확실히 눈에 보이고 그것에서 충분한 동기를 부여받을 수 있다는 것이지만, 다이어트를 실시할 때 불편한 점이 없는지 확인해봐야 한다. 급속한 체중 감량 단계를 2주 정도 집중해서 실시한 다음 다시 판단해볼 것을 권한다.

저칼로리식과 식사대용 다이어트 셰이크 중 무엇으로 시작해야 할까?
식사대용 다이어트 셰이크의 이용을 두고 어떤 이들은 꼼수라고 생각하는가 하면, 어떤 이들은 식재료를 구입하고 끼니마다 요리를 할 필요가 없으니 특히나 다이어트를 시작할 때 정말 도움이 된다고 여긴다. 이는 칼로리 계산을 하거나 끼니마다 모든 필수 영양소가 들어 있는지 걱정할 필요가 없다는 뜻이기도 하다. 게다가 아침에 일어나자마자 후다닥 준비하거나 점심식사용으로 직장에 가져가려 할 때 다이어트 셰이크는 간단하고 손쉬운 해결책이 될 수 있다.

　나는 이에 대해 아주 실용적인 입장이다. 만약 급속한 체중 감량 단계를 저칼로리식으로 시도하고 싶다면 이 책에 소개된 레시피가 제격이다. 하지만 만약 끼니의 일부를 셰이크로 대체하고 싶다면 하루 800칼로리 초고속 다이어트 홈페이지에 들어가보자. 저탄수화물 지중해식 식단에 더 적합한 다양한 셰이크 브랜드들이 추천되어 있으니 참고해보면 좋을 것이다.

안타깝게도 많은 식사대용 셰이크는 설탕 첨가물을 포함하고 있으며, 인위적인 맛이 나고, 탄수화물 함량이 아주 높다. 만약 셰이크를 이용하고 싶다면 탄수화물 함량은 낮고 단백질 함량은 높으며, 지방 함량이 충분하고 섬유질이 많이 들어 있는 제품을 선택하자.

비타민 보충제를 복용해야 할까?

이 책에 소개된 레시피는 모든 필수 미네랄과 비타민을 섭취할 수 있게끔 구성되어 있다. 그럼에도 예방 차원에서, 특히 단식일에 비타민 보충제를 복용하거나 경우에 따라 피시오일 보충제를 먹어도 좋다.

1단계 ⋯ 급속한 체중 감량

다시 한 번 짚고 넘어가자. 급속한 체중 감량 단계부터 시작하기로 결정했다면 매일 하루 800칼로리를 섭취하는 식단을 적어도 2주 실시하게 된다. 그렇게 하면 상당히 인상적인 변화가 나타나는데, 이는 많은 사람들에게 대단히 큰 동기를 부여한다. 그리고 앞서 언급했듯 다이어트 초기의 체중 감량 결과는 전체적인 감량 정도를 가늠하는 훌륭한 기준이 된다는 점도 기억하자.

첫 2주 관리하기

첫 주 혹은 첫 2주는 가장 힘든 시기일 것이다. 우리 몸이 칼로리 섭취 감소와 '신진대사 스위치 돌리기'에 적응하는 과정이기 때문이다. 지방 연소가 늘어나고 포도당 연소가 줄어드는 것은 좋은 현상이지만 부작용이 나타날 수도 있다. 또한 이 기간에는 음식을 평소와 다르게 먹고 준비하는 일에도 익숙해진다. 모든 면에서 상당히 힘든 도전처럼 느껴질 수 있지만, 그럼에도 많은 사람들은 하루 800칼로리 섭취를 지키는 일이 꽤나 할 만하다고 생각하며 허기가 곧 사라지는 것에 놀란다.

내 친구 딕(Dick)은 제2형 당뇨병으로부터 벗어나기 위해 하루 800칼로리 초고속 다이어트를 시작해서 첫 2주간 7킬로그램, 그리고 8주 만에 14킬로그램을 줄였다. 그는 3년이 지난 지금도 그때 도달한 체중일 뿐 아니라 혈당 수치 역시 약 복용 없이도 완전히 정상 상태로 유지되고 있다(담당의사가 몹시 놀라고 있다).

딕의 비법은 무엇일까? "파스타처럼 내가 정말 좋아하는 음식을 먹기는 하지만 소량만 먹습니다. 체중은 철저히 관리하고 불어나게 두지 않아요. 체중이 가장 많이 늘어나는 때는 크리스마스 연휴죠. 이때는 1~1.5킬로그램 정도 늘어나지만 연휴가 끝나면 곧바로 확실히 줄입니다."

부작용

하루 800칼로리 초고속 다이어트를 하면 딕처럼 체중이 많이 빨리 줄기 시작할 것이다. 지방이 일부 빠지지만 처음에는 소변도 많이 배출하게 된다. 그러므로 수분을 계속 보충하지 않으면 피곤하거나 현기증이 나는가 하면 두통이 생길 수도 있다.

이것이 내가 사람들에게 수분을 많이 섭취하라고 권하는 이유다. 특히 평소 소금을 사용하지 않는다면 음식에 약간만 첨가해보자. 마그네슘, 칼륨, 비타민 B가 함유된 보충제 섭취도 도움이 될 것이다.

칼로리가 들어 있지 않는 한 무엇을 마실 것인지는 각자에게 달려 있다. 생수도 좋다. 나는 냉장고에 보관한 시원한 생수, 또 레몬 한 조각을 띄운 탄산수를 좋아한다. 과일차도 괜찮고, 간혹 커피를 마실 수도 있다(이 경우 소량의 우유만 첨가한다). 뜨거운 생수를 좋아하는 사람도 있는데, 아주 묘하지만 뜨거운 물만 마셔도 허기를 달랠 수 있다는 증거도 있다. 어쩔 수 없는 경우에는 제로 칼로리 탄산음료를 마셔도 되지만, 과일 주스나 스무디는 절대 손대지 말자.

TRE 방식을 시작하는 방법

시간제한 식사 방식을 시도해보자. 내 경우에는 하루 800칼로리를 12시간 동안 나눠서 섭취하는 방식으로 시작했다. 평상시 야간 공복시간을 늘리기 위해 아침은 조금 늦게 먹고 저녁은 조금 일찍 먹는 셈이었다. 그런 식으로 했더니 전체 다이어트 과정이 훨씬 수월하게 느껴졌다.

아침을 늦게 먹을 때의 가장 큰 문제점은 직장 근처에서 적당한 저칼로리 메뉴를 찾기 어려울 수 있다는 점이다. 그런 경우 사무실에서 먹을 아침식사거리(혹은 식사대용 셰이크)를 가져가도 좋을 것이다. 아침에 일어났을 때 물이나 홍차, 허브티, 블랙커피를 원하는 만큼 마실 수 있다는 점을 기억하자. 칼로리가 들어간 음식이나 음료만 피하면 된다.

몇 주 동안 12시간 이내에 식사를 마치는 습관에 익숙해지고 나면 식사 시간대를 더 좁혀보자.

운동하기

이미 평소에 운동을 해왔다면 그대로 계속해나가자. 만약 그간 운동을 하지 않은 사람이라면 이번이 좋은 기회가 될 것이다. 빠른 걸음으로 걷기(아침식사 전 아침 햇빛을 받으며 걷는 것이 가장 좋다)나 팔굽혀펴기 또는 스쿼트 같은 가벼운 저항 운동부터 시작하면 되는데, 횟수와 강도를 매주 높여나가야 한다. 운동은 수면의 질을 개선시키고, 케토시스 상태에 빨리 도달하는 데도 도움을 준다. 다시 말해 다이어트 효과를 높일 수 있다는 뜻이다. 운동을 더 먹기 위한 핑계로 삼거나, 운동을 그만두기 위해 다이어트를 변명거리로 삼진 말자. 현명하게 행동하자. 다만 앞으로 몇 주 뒤 마라톤을 할 계획이라면 단식을 미리 시작하지 않는 것이 좋다.

식탐을 다스리는 방법

하루 800칼로리 초고속 다이어트 시작 후의 첫 2주는 식탐이 가장 강해지는 시기다. 2주가 지나면 식탐은 정말로 줄어든다. 다음은 각자의 결심을 확고히 다지기 위한 즉석 체크리스트다.

1. **유혹 요인을 다시 한 번 제거하자.**

   분명 확실하게 제거했는가? 저절로 손이 가는 간식거리를 집에 두지 않으면 식탐을 이겨내는 일이 훨씬 수월해진다.

2. **하루 800칼로리 초고속 다이어트를 하는 이유를 기억하자.**

   이는 목표를 분명하게 설정하는 것이 중요한 이유이기도 하다. 하루 800칼로리 초고속 다이어트의 장점 중 하나는 커다란 변화를 정말 빨리 확인하고 느낄 수 있다는 것이다. 만약 케이크나 토스트를 한 입 먹고 싶어진다면 잠시 멈춰 몇 차례 심호흡을 한 뒤 다이어트에 성공했을 때 입을 수 있는 옷, 혈당 수치가 정상으로 돌아갔다는 말을 들을 때의 안도감, 하루 800칼로리 초고속 다이어트가 끝날 무렵의 기분 등이 대략 어떨지 떠올려보자.

3. **식탐이 나는 이유를 이해하려 해보자.**

   지루한 것이 아닐까? 실은 배가 고프기보다 목이 마른 것이 아닐까? 피곤하니 그냥 누워서 잠깐 쉬고 싶은 게 아닐까? 나는 피곤하거나 스트레스를 받으면 제일 먼저 본능적으로 그런 불쾌함을 줄이기 위해 간식거리에 손이 간다. 이럴 땐 그렇게 하지 말고 딴 데로 주의를 돌리자.

4. **속으로 되뇌자. '곧 사라질 거야!'**

   빠른 걸음으로 걷거나 잡지를 읽으면 정신을 다른 곳으로 돌리는 데 도움이 되기도 한다. 허브티를 천천히 마시거나 노래를 불러보자. 식탐이 사라질 것이다.

5. **식사대용 셰이크를 이용하자.**

   처음부터 레시피를 따르고 칼로리를 계산하는 전체 과정이 너무 힘들다 싶으면 상황이 좋아질 때까지 끼니 일부를 셰이크로 대체하자.

6. 든든한 지원군의 도움을 최대한 받자.

어느 시점이 되면 다이어트 중단을 정당화하려는 사악한 목소리가 내면에서 들리기 마련이다. '이번 한 번뿐이니 괜찮을 거야.' 이 순간이 우리가 가장 나약해지는 때다. 유혹을 피하고 그런 악마의 목소리를 외면하기 위해 자신의 든든한 지원군에게 의지하는 것이 가장 중요한 때이기도 하다.

설사 식탐에 굴복해버렸다 해도 이를 완전히 다이어트를 포기하는 핑계로 삼지 말자. 다시 도전하고 시도하면 된다!

첫 2주 경과 뒤 자신에게 던져야 하는 질문들

다이어트 시작 뒤 2주가 지난 시점은 상황이 어떤지를 가늠할 적기다. 처음에 기대했던 대로 다이어트가 진행 중인가? 몸 상태는 어떤가? 잘 견디고 있는가?

몸 상태가 괜찮다면 계속 다이어트를 이어가자. 앞서 소개했던 다이렉트 및 드롭릿 실험에서 대부분의 참가자들은 8~12주 동안 하루 800칼로리를 섭취하는 다이어트를 이어갔지만 이는 각자의 몸 상태에 크게 좌우된다.

체중이 줄고 있는가?

다이어트 2주차가 끝날 무렵이면 체중 감량 속도는 다소 떨어졌어도 여전히 빠른 수준일 것이다. 임상실험을 기준으로 했을 때, 2주차가 끝날 무렵의 평균 체중 감량은 4킬로그램 정도(급속한 체중 감량 단계부터 시작한 경우), 또는 1.5킬로그램 정도(5:2 단식 단계부터 시작한 경우)일 것이다.

만약 체중이 많이 줄지 않았다면 하루 800칼로리 섭취를 제대로 지키고 있는지, 또 간혹 자신도 모르게 간식거리에 손을 대는 것은 아닌지 확인하자. 이 책에 소개된 레시피를 보면 800칼로리가 어느 정도의 양인지 알 수 있다.

이때쯤이면 당신의 몸은 식이성 케토시스 단계에 있을 테니 몸에서 케톤체를 생성하고 있는지 확인해볼 만하다(케톤 검사지 이용). 만약 케톤체 생성 상태가 아니라면 탄수화물 섭취를 줄여야 할 것이다. 얼마나 줄여야 할지는 사람마다 다르다.

식욕이 잘 조절되고 있는가?

2주차가 끝날 무렵이 되면 많은 이들은 허기를 덜 느끼고 식탐이 줄었다고 말한다. 만약 여전히 항상 허기가 느껴진다면 일일 단백질 섭취량이 최소 50~60그램인지 확인해보자. 단백질 부족은 허기를 유발하는 주요 원인 중 하나다.

어지럽거나 무기력한 기분이 드는가?

'케토 감기(keto flu)'라고도 불리는 이런 현상은 우리 몸이 케톤체 연소에 적응하는 과정에서 일어날 수 있다. 증상으로는 감정 기복, 과민 반응, 현기증이 있는데 감기와 마찬가지로 이내 사라진다.

보충제 섭취 중이 아닌데 이런 현상이 나타난다면 마그네슘, 칼류, 비타민 B, 비타민 D가 많이 함유된 보충제를 추천하고 싶다. 이들 영양소 중 어느 하나라도 수치가 낮으면 피로로 연결된다.

단지 수분 부족 때문일 수도 있다. 하루에 적어도 5~6차례 적절한 양의 소변을 배설할 수 있도록 물을 충분히 마셔야 한다.

두말할 필요도 없지만 열이나 구토, 잦거나 지속적인 설사처럼 더 심각한 증상이 있다면 즉시 다이어트를 중지하고 의사에게 문의해야 한다.

변비에 걸렸는가?

만약 그렇다면 수분을 추가로 섭취하는 동시에 섬유질이 풍부한 식품을 늘릴 것을 권한다. 섬유질은 블랙베리나 치아시드, 아마씨뿐 아니라 시금치, 케일, 브로콜리, 콜리플라워 등의 비전분성 채소에 풍부히 들어 있다. 약국에서 모비콜(Movicol)이나 락툴로오스(Lactulose) 같은 삼투압성 완화제(소화기관에 더 많은 수분을 전달해서 대변을 부드럽게 하는 약)나 수용성 천연 섬유질인 파이보젤(Fybogel)을 구입하는 방법도 생각해볼 수 있다.

잠을 잘 자는가?

만약 그렇지 않다면 든든한 한 끼를 조금 늦게 먹고, 활동량을 늘리고, 매일 낮에 가능하면 2회 정도 밖에 나가는 것이 좋다. 이렇게 하면 생체시계가 다시 맞춰지면서 기분이 나아질 수 있다.

구취가 나는가?

입에서 케톤체의 새콤달콤한 냄새가 나기 시작하는 이들이 있다. 매니큐어 리무버와 비슷한 이런 냄새는 정상적이며 다이어트 효과가 있음을 나타낸다. 규칙적으로 양치질을 하고 다이어트는 그대로 이어가자.

기분이 어떤가? 잘 견디고 있는가?

때로는 짜증이 나기도 하고, 때로는 배가 고파서 화가 나는 '행그리(hangry)' 상태가 될 수도 있다. 내 경우에는 우울한 기분이 오래 지속되는 것이 걱정스러웠다. 만약 이런 상황에 있다면 누군가와 대화를 하거나 전문가의 조언을 구하자.

다이어트가 너무 힘들다는 생각이 든다면

다이어트 중임에도 사소한 일탈을 자주 한다면 좀 천천히 실시하는 방법을 생각해볼 수 있다.

- 어떤 사람들은 2 : 5 방식이 더 쉽다고 생각한다. 주중에 단식을 하고 주말에는 칼로리를 크게 걱정하지 않은 채 건강에 좋은 음식을 먹는 것이다(하지만 이런 경우에도 지중해식 식단의 원칙은 고수한다).
- 이제 새로운 5 : 2 단식 단계로 넘어가도 좋다. 일주일에 이틀은 단식을 하고 나머지 닷새 동안엔 건강에 좋은 음식을 먹는

방식이다.

- 그렇지 않으면 다이어트에서 완전히 벗어나고 싶은 것일 수도 있다. 언뜻 생각하기에는 아닌 듯하지만, 다음의 마타도르 (Matador) 실험에서 나타났듯 다이어트를 하다가 규칙적으로 휴식기를 가지는 '간헐적 다이어트(intermittent dieting)'는 다이어트를 무작정 계속하는 것에 비해 더 효율적일 수 있다.

간헐적 다이어트_마타도르 실험

이 실험에서 연구팀은 비만 남성 47명을 임의의 두 그룹으로 나눈 뒤 첫 번째 그룹에는 16주 동안 연속적으로 저칼로리 다이어트를, 두 번째 그룹에는 동일한 저칼로리 다이어트를 단계적으로 실시했다.[34]

'간헐적 다이어트' 실시 그룹은 2주 동안엔 다이어트 식단, 그다음 2주 동안엔 균형 잡힌 식사, 그다음 2주 동안엔 다시금 다이어트 식단을 실시하는 식의 과정을 총 30주에 걸쳐 진행했다. 연속해서 다이어트를 실시한 그룹과 마찬가지로 이들의 실제 다이어트 기간 역시 총 16주였다. 두 그룹의 참가자들 모두는 실험 시작 시와 종료 시, 그리고 그로부터 6개월 후에 체중을 측정했다.

결과는 어땠을까? 실험의 첫 번째 단계가 끝날 무렵 연속해서 다이어트를 실시한 그룹은 평균 9킬로그램, 간헐적 다이어트를 한 그룹은 평균 14킬로그램을 감량했다. 그리고 6개월 뒤의 재측정에서 연속적 다이어트 실시 그룹은 감량한 체중이 거의 대부분

다시 늘어난 반면 간헐적 다이어트 실시 그룹은 그렇지 않다는 결과가 나왔다.

최종 감량 수치의 비교에 따르면 연속적 다이어트 실시 그룹은 평균 3킬로그램, 간헐적 다이어트 실시 그룹은 평균 11킬로그램의 체중을 줄였다. 다시 말해 간헐적 다이어트 실시 그룹이 무려 8킬로그램이나 더 감량한 것이다.

이유가 무엇일까? 단계적 다이어트는 다이어트에 따르는 피로를 이겨내는 데 도움이 될 수 있다. 또한 연구팀은 '2주 다이어트 돌입, 2주 다이어트 휴식' 방식을 따른 참가자들이 체중을 더 많이 감량했을 뿐 아니라 지방은 더 줄이고 근육은 더 유지했다는 점을 알아냈다. 이는 대사율이 덜 감소하는 결과로 이어졌다.

실험이 끝날 무렵, 간헐적 다이어트를 실시한 참가자들은 연속적 다이어트를 통해 동일한 양의 체중을 감량한 참가자들보다 하루 평균 390칼로리를 더 소모했다. 연구팀을 이끈 시드니 대학의 어맨다 세인스버리(Amanda Sainsbury) 교수는 자신이 체중을 감량한 방식이 바로 이 간헐적 다이어트였다고 밝혔다.

"나 스스로 감당할 수 있을 정도로 다이어트를 중단하곤 했어요. 그 기간은 대개 2주 정도거나 때론 열흘이 되기도 했죠. 그런 다음 다시 다이어트를 실시했어요."

마타도르 실험은 새로운 다이어트 방식을 시험해본다는 목적하에 비교적 소규모로 진행되었고, 남성들만 대상으로 실시되었다. 호주 태즈메이니아 대학 연구팀은 현재 여성을 대상으로 더 큰 규모의 실험을 진행 중에 있으며, 그 결과는 머지 않아 나올 것으로 전망된다.

2단계 ⋯ 새로운 5 : 2 단식

급속한 체중 감량 단계를 통해 체중이 줄어들기 시작했다면 순조롭게 진행되고 있는 셈이다. 2단계인 새로운 5:2 단식으로 넘어가는 시작 시기는 전적으로 각자에게 달려 있다. 몇 주에 걸쳐 급속하게 체중을 줄인 것으로 충분하다고 생각하는 사람이 있는가 하면 목표한 바에 따라서 1단계를 더 오래 지속하고 싶은 사람도 있을 것이다. 하지만 어느 쪽이든 허기와 식탐은 대폭 감소했을 테고, 몸이 가벼워지고 활력이 솟고 생기가 넘친다고 느끼며, 사람들로부터 아주 건강해 보인다는 말을 듣기 시작했을 것이다.

다음 단계로 바꾸는 일은 간단하고 언제든 적당한 시기에 할 수 있다. 하루 800칼로리를 섭취하는 단식일에는 이 책에 소개된 저칼로리 레시피를 그대로 이용하면 된다(혹은 원할 경우 식사대용 셰이크와 저칼로리식을 혼합해서 섭취한다). 나머지 날에는 평소대로 먹을 수 있지만 대신 건강하게 먹는다. 예를 들어 칼로리 계산은 하지 않고 탄수화물과 정제 설탕의 함량이 낮은 지중해식 식단을 실시하는 식으로 말이다.

단식일을 고르는 방법

5:2 단식을 할 때 하루 800칼로리만 섭취해야 하는 단식을 연이어 하는 것과 날짜 간격을 두고 하는 것 중 어느 쪽이 더 좋은가에 대한 질문을 나는 자주 받는다. 이론상으로는 연속해서 하는 편이 더 좋을 수 있다. 단식 1일차에 케토시스 상태에 들어가고 2일차에는 하루 종일 그 상태를 유지하기 때문이다. 어떤 사람들은 단식을 한 번에 몰아서 하는 쪽이 편하다고 생각하는 반면, 날짜를 쪼개서 하는 쪽을 선호하는 사람들도 있다. 때문에 결국은 자신에게 맞는 방식을 찾아야 한다.

중요한 점은 단식일을 한 번 정한 뒤에는 그 날짜를 지켜야 한다는 것이다. 단식일을 바꾼다는 것은 단식을 할 가능성이 적어진다는 뜻이다.

단식일에는 언제 칼로리를 섭취해야 할까?

사람은 모두 다르다. 5:2 단식을 할 때 나는 두 끼에 나눠서 칼로리를 섭취하고 간단한 간식을 통해 얻을 소량의 칼로리를 남겨둔다. 또한 아침을 늦게 먹고 점심은 건너뛴 다음 저녁을 이른 시간에 먹으려고 한다. 그러나 소량씩 세 끼로 나눠 아침, 점심, 저녁으로 먹거나 크게 두 끼로 나눠서 먹을 수도 있다. 이 책에 소개된 여러 레시피에서 볼 수 있듯 다양한 선택이 가능하니 자신에게 맞는 것을 찾을 때까지 여러 방식을 시도해보자.

단식하지 않는 날에는 무엇을 먹어야 할까?

평상시에도 건강에 좋은 식단을 더 쉽게 준비할 수 있도록 이 책의 레시피 대부분에는 단식하지 않는 날에 응용할 수 있는 방법이 함께 소개되어 있다. 단백질 등 영양소를 추가하는 방법이나 현미, 퀴노아 같은 통곡물 또는 렌틸콩, 강낭콩 같은 콩류 식재료를 추가하는 등 방법은 여러 가지다. 이따금 씨앗이 들어간 빵이나 천연발효빵 한 조각을 추가하는가 하면 식사 후 간혹 푸딩이나 과일 1인분을 포함시킬 수도 있다. 어떤 레시피를 활용하면 1인분 분량을 간단히 두 배로 늘리는 것도 가능하다. 또한 비전분성 채소나 드레싱을 얹은 샐러드를 추가하여 보다 알찬 한 그릇 레시피로 만드는 방법도 제시되어 있다.

새로운 5 : 2 단식과 TRE 단식을 결합하는 방법

그동안 TRE 단식을 해왔다면 현재 방식(12:12 혹은 14:10 방식)을 고수하거나 좀 더 어려운 단계, 즉 16:8 방식으로 넘어갈 수 있다. 다시 말하지만, 16:8 방식은 야간 금식시간을 포함하여 16시간 동안 칼로리 있는 음식이나 음료를 입에 대지 않는 것이다.

3장에서 살펴봤듯 단식을 오래할수록 더 강력한 효과를 얻을 수 있지만, 단식을 계속하기란 더 쉽지 않은 일이다.

16:8 단식을 하는 사람들의 가장 일반적인 방법은 아침을 거르고 적어도 정오까지 아무것도 먹지 않는 것이다. 그 시간까지 홍차나 커피, 물은 많이 마실 수 있지만 사실상 칼로리 섭취는 없는 셈

이다. 만약 TRE 단식을 시도해볼 생각이라면 잠자리에 들기 최소 3시간 전에 하루의 칼로리 섭취를 마무리하는 것부터 시도해보자. 다시 말하지만 저녁식사를 중단한 경우에도 물, 허브티 등 칼로리 없는 음료는 마음껏 마실 수 있다. 당연히 술은 제외된다.

사실 나는 체중 감량 기간 중에는 술을 줄이거나 완전히 끊으라고 조언한다. 술은 다음과 같은 여러 이유로 다이어트 하는 사람에게 좋지 않다.

• 술은 의지력을 약화시킨다.
나는 처음부터 강하지 못한 나의 의지력이 술을 마시면 거의 사라진다는 것을 알고 있다.

• 술을 마시면 간단한 안주를 먹게 된다.
나는 술을 마실 때 감자칩의 유혹을 견딜 수 없다.

• 술은 칼로리가 대단히 높다.
머릿속에 새겨둘 몇 가지 수치가 있다. 와인 한 잔(250밀리리터) 또는 맥주 한 잔(500밀리리터)의 열량은 대략 230칼로리로, 작은 초콜릿 바나 아이스크림 한 개와 비슷한 수준이다.

체중이 줄지 않는다면 어떻게 해야 할까?
새로운 5:2 단식으로 바꾸면 한 주 동안 1~2킬로그램 정도씩 계속해서 체중이 줄어들 테지만, 그런 일이 바로 일어나지 않는다 해도 인내심을 갖자. 만약 정말로 체중이 줄어들지 않아 여전히 살을 빼야 하는 상태에 있다면 자신이 단식하지 않는 날에 무엇을 먹는지 진지하게 살펴볼 것을 권한다. 사진을 찍고 기록을 하자. 하나도 빠뜨리지 말고 모두 포함시키자.

물론 대안은 하루 800칼로리 단식일을 늘리는 것이다. 내 친구는 5:2 단식을 시작했지만 원하는 만큼 빨리 체중이 줄어들지 않는다는 것을 알고는 2:5 단식으로 바꿔서 주중에는 하루에 800칼로리만 섭취하고 주말에는 다소 마음껏 먹었다. 이런 방법이 별로라면 다이어트 시스템을 가동시키기 위해 잠시 동안 급속한 체중 감량 단계를 다시 시작하는 방법도 있다.

생리 기간에 단식하는 것은 위험하지 않을까?

임신 또는 모유 수유 중에는 단식을 하지 말아야 한다. 하지만 생리 기간이 유난히 육체적으로 힘들거나 고통스러운 게 아니라면 이 기간에 800칼로리 단식을 하지 말아야 할 이유는 없다. 만약 너무 힘들다면 철분 수치를 검사해보고, 수치가 낮으면 보충제를 섭취하는 편이 좋다.

단식은 수면에 영향을 미칠까?

어떤 사람들은 단식 다이어트를 시작하고 특히 첫 2주 동안 허기에 시달리는데, 이런 경우에는 수면이 방해받을 수 있다. 내 경우에는 TRE 방식을 추가했더니 수면의 질이 개선되었다. 이유가 무엇일까? 솔크 연구소의 판다 박사는 그 이유가 아마도 잠들기 직전 신체의 심부온도(뇌를 포함한 내장기관의 온도_옮긴이)가 떨어지기 시작하는 탓일 거라고 생각한다. 이제 눈을 좀 감아야 할 때라고 뇌에 신호를 보내는 셈이다. 그러나 잠자리에 들었을 때도 몸에서 여전히 음식물을 소화하는 과정이 이어진다면(식사량이 많으면 소화시키는 데 오랜 시간이 걸릴 수 있다) 그런 일은 일어나지 않는다.

운동은 어떻게 할까?

급속한 체중 감량 단계에서처럼 기존 운동법을 그대로 유지하면서 5장에서 추천한 몇 가지 운동을 추가해보자. 활동적으로 지내는 것은 주의를 딴 데로 돌려줄 뿐 아니라 기분 역시 좋게 만들어줄 것이다.

　TRE 단식과 함께하는 운동은 다이어트의 효과를 높일 수 있다는 증거가 점점 늘어나고 있다. TRE 단식은 지방을 줄여주면서도 근육량은 유지시켜주기 때문에 운동선수와 보디빌더에게 인기가 있다. 무작위로 선별한 건강한 젊은 남성을 대상으로 진행한 최근 실험에서 6주 동안 16:8 방식의 단식을 실시한 참가자들은 상당량의 지방을 줄였음에도 여전히 근육질 몸매를 유지했고, 단식을 하지 않은 대조군만큼 건강했다.[35] 이것은 하루에 16시간 동안 먹지 않는 것이 오히려 우리 몸에 미토콘드리아를 복구할 시간을 주었기 때문일 것이다. 미토콘드리아는 근육에 동력을 공급하는 배터리 역할을 하는 세포소기관이다. 또한 야간 공복시간이 늘어나면 오래되고 손상된 근육세포가 분해되고 새로운 세포로 교체된다.

3단계 ⋯ 유지관리

일단 자신의 목표를 달성했다면 힘껏 자축하고 친구들에게도 알리자. 당신은 정말 힘든 일을 해냈고 예전의 생활로 돌아가고 싶지 않을 것이다. 만약 하루 800칼로리 초고속 다이어트를 실시한 결과라면 이미 장기적인 성공을 위한 변화를 이뤄낸 셈이다.

1. **기분이 더 좋아진다.**
   활력이 늘어나면서 당신은 생기발랄해지고 몸이 가벼워지며 더 행복해질 것이다. 또한 자신감도 더 생기고 다시 안정감을 찾을 것이다.

2. **체중을 빠르게 많이 감량한다.**
   앞서 말했듯 체중을 빠르게, 또 많이 감량하는 것은 장기적 다이어트의 성공을 가늠하는 좋은 척도가 된다.

3. **근육량과 대사율은 그대로 유지한다.**
   저탄수화물 지중해식 식단을 실시하고 운동을 계속하면 가능하다.

4. **저탄수화물 지중해식 식단을 택했으니 이제는 얼마간 '치팅데이'를 허용할 수 있으나 그래도 조심해야 한다.**
   가끔씩의 사소한 일탈은 괜찮지만, 만약 예전 방식으로 되돌아가면 몸 역시 다이어트 이전의 상태로 복귀해버릴 것이다.

5. 새로운 5:2 단식을 잘 해나가고 있으니 5 : 2 또는 6 : 1 단식을 장기적
   으로 계속 실시하지 못할 이유가 없다.

   6 : 1 단식(일주일에 하루 단식하는 방식)은 건강한 몸 상태의 유지에 제격이
   다. 특히 현재 체중에 만족하고 있고 간헐적 단식이 스트레스가 된다고
   생각하지 않는다면 말이다.

6. TRE 단식이 자신에게 잘 맞는다는 것을 알게 된다.

   만일 장기적으로 꾸준히 하고 싶다면 이 역시 그대로 계속하지 않을
   이유가 없다. 사소한 일탈은 가끔 하지만, 많은 사람들은 10:14 혹은
   12:12 방식이 할 만하다고 생각한다. 밤늦게 식사를 하거나 간식을 먹
   거나 술을 마시는 타입이라면 아침식사를 늦게 하는 것도 고려해보자.

7. 충분히 동기부여가 될 만한 여러 건강상의 이점을 얻는다.

   내장지방을 줄이고 식습관을 바꾸었으니 수많은 만성질환의 위험도 줄
   어들었을 것이다. 고혈압이 있는 사람들은 상당히 좋아졌다고 하고, 제
   2형 당뇨병이 있거나 당뇨병 전단계에 속하는 사람들은 약을 복용하지
   않고도 혈당 수치가 정상으로 돌아왔다고 말한다. 지방간이 있는 사람
   들은 지방 건강이 개선되는 것을 확인했을 것이다(비알코올성 지방간의 효
   과적인 치료법은 급속한 체중 감량밖에 없다). 간헐적 단식은 염증을 줄여 관절
   염, 습진, 건선, 천식 같은 질환을 개선시키는 것으로 나타났다. 더불어
   콜레스테롤 수치도 개선되었을 것이다.

8. 인생의 새로운 생활방식을 채택한 것과 같다.

   많은 사람들의 경우, 비교적 탄수화물 함량이 낮은 지중해식 식단을 지
   키면서 식사량을 조절하는 것만으로도 충분하다. 만약 여의치 않은 상
   황이 일어나도 어떻게 해야 하는지 스스로 정확히 알고 있다.

   장기적인 성공을 보장하기 위해 할 수 있는 그밖의 것들론 무
   엇이 있을까? 분명 앞으로 몇 개월 동안 집에서든 직장에서든 난

관에 부딪히겠지만, 그런 어려움 때문에 경로를 벗어나는 일은 없도록 하자. 감량한 체중을 오래 유지할수록 체중 관리 역시 한결 수월해질 것이다.

나를 비롯한 여러 사람들이 정상궤도를 벗어나지 않기 위해 택했던 가장 성공적인 전략 가운데 일부를 소개한다.

• 집에 정크푸드를 두지 않기

다이어트에 성공한 사람들이 썼던 가장 중요한 전략이다. 아무리 의지가 강하다 해도, 혹은 아이스크림 한 통을 혼자 비워본 지 아무리 오래되었다 해도 정크푸드가 가까이 있으면 손을 댈 위험성은 항상 존재하기 마련이다. 한 저명한 의사는 동료 의사에게 '뚱뚱한 자식'이라 불린 후 간헐적 단식을 실시해서 25킬로그램 가량을 감량했다고 말했다. 체중 감량에 성공했지만, 그에게는 날씬한 체형을 유지하는 몇 가지 간단한 규칙이 있다. 집에 달콤한 군것질거리는 절대 두지 않고, 아이스크림은 영화관에서만 먹는다는 규칙도 그 안에 포함되어 있다. 사실 영화관에 가는 일이 거의 없기 때문에 이는 별 문제가 되지 않는다.

• 규칙적으로 체중 재기

규칙적인 체중 측정이 체중 감량을 유지하는 가장 좋은 방법 중 하나임은 수많은 연구에서 밝혀졌다. 월 1회보다는 주 1회, 주 1회보다는 매일 측정하는 편이 낫다. 최근 한 대규모 실험에서

1,700명이 넘는 사람들을 2년 이상 추적 조사한 결과, 매일 체중을 재는 사람들은 매달 그렇게 하는 사람들에 비해 실험이 끝날 무렵 평균 6.5킬로그램이 가벼워진 것으로 나타났다.[36] 나는 거의 매일 아침 일어나 가장 먼저 하는 일이 체중 측정이다. 체내 수분이 어느 정도인지에 따라 변동될 수 있음은 알지만, 체중이 서서히 늘어나기 시작하면 대응에 나선다.

• 다이어트가 끝나면 자신에게 새 옷 한 벌을 선물하기

당신은 온갖 고된 노력에 따르는 보상을 받을 자격이 충분히 있다. 뿐만 아니라 새 옷은 긴장감을 늦추지 않는 데 도움이 될 것이다. 데이브(Dave)는 12주 동안 20킬로그램 넘게 감량했고 당뇨병에서 벗어났으며, 이제는 아끼는 셔츠 한 벌도 생겼다. 이 셔츠는 그가 새로운 습관을 얼마나 잘 지키고 있는지를 가늠하는 데 활용된다. 그는 셔츠가 꽉 끼기 시작하면 단식을 좀 할 때가 되었다는 생각이 든다고 했다.

• 체중이 늘기 시작하면 되도록 빨리 대응하기

2~3킬로그램 이상 늘어나면 자포자기하거나 체중이 다시 대폭 증가할 가능성이 높아진다. 자책하는 대신 하루 800칼로리만 섭취하는 다이어트를 다시 시작하는 행동에 나서자. 아직 수납장에 남아 있는 식사대용 셰이크를 이용하자. 체중이 본격적으로 늘어나기 전에 확실히 막아야 한다.

• 활동적으로 지내기

장기적인 다이어트에 성공한 사람들의 대다수는 규칙적인 체중 측정과 함께 활동량 증가를 언급한다. 다행인 점은 체중을 감량하면 걷기나 자전거 타기 같은 신체 활동이 쉬워지고 훨씬 더 즐겁다는 점을 알게 된다는 것이다.

• 셀프 모니터링하기

하루 800칼로리 초고속 다이어트를 결정한 이유 중 하나가 너무 높은 혈당 수치였다면 휴대용 혈당 측정기를 이용해서 규칙적으로 직접 수치를 확인하는 것이 좋다. 급속한 체중 감량으로 제2형 당뇨병에서 벗어난 사람들은 병이 재발할 수 있다는 두려움을 강력한 동기부여 요인으로 이용한다. 나는 몸무게뿐 아니라 혈당 수치와 혈압도 꼼꼼히 확인한다.

• 온라인 커뮤니티에 가입하고 정보를 공유하기

미국 노스웨스턴 대학에서 진행한 연구에 따르면 온라인을 활용해 다이어트를 하는 사람들 가운데 '사회적 연계성(social embeddedness)'이 높은 부류, 즉 규칙적으로 온라인 커뮤니티에 접속하고, 체중 변화를 기록하고, 다른 멤버들과 친구 관계를 맺는 사람들은 장기적으로 체중을 가장 많이 줄이며 그 수준을 유지하는 것으로 나타났다.[37] 연구에 참여했던 루이스 어매럴(Louis Amaral) 박사는 이렇게 지적했다.

"자신의 체중을 모니터하고 있다면 이미 다이어트 중인 셈입니다. 타인들과 온라인으로 교류한다면 훨씬 더 적극적으로 다이어트를 하고 있는 셈이고요. 이런 사람들은 주위의 응원이 필요할 때 그걸 받게 될 겁니다."

• 과체중이거나 비만인 친구나 동료, 배우자에게 하루 800칼로리 초고속 다이어트를 같이 하자고 설득하기

인간은 사회적 동물이고 주변 사람들을 따라 하는 경향이 있다. 한 실험에서 배우자와 함께 체중을 감량하면 혼자 했을 때보다 감량 뒤의 체중을 유지할 가능성이 훨씬 더 높은 것으로 나타났다.[38] 배우자는 가장 훌륭한 조력자가 되거나(내 경우가 그렇다) 아니면 때로 방해자가 될 수도 있다. 만약 배우자가 협조적이지 않다면 어려운 시기를 이겨내는 데 도움을 줄 수 있는 친구나 온라인 커뮤니티를 찾는 일이 훨씬 더 중요해진다.

• 식사는 항상 자리에 앉아서 하고 이동 중에는 절대 먹지 않기

냉장고에서 무언가를 꺼내는 중이든, 아이가 마실 음료를 만드는 중이든, 접시에 남은 음식을 처리하는 중이든, 마트를 돌아다니는 중이든, 알려지지 않은 고급 치즈 한 조각을 받았든 간에 이는 중요한 문제다. 이렇게 찔끔찔끔 먹는 순간들은 좋지 않은 식으로 쌓이게 마련이다.

• 일하거나 외출 시 먹을 수 있는 건강한 음식을 찾아보기

먹을거리를 미리 준비하는 것을 부끄러워하지 말자. 점심 도시락은 밖에서 사 먹는 음식보다 건강에 더 좋고, 돈도 아끼게 해준다.

• 실제로 먹을 수 있다고 생각하는 양보다 적게 접시에 담기

여전히 배가 고프다면 잠시 후에 한 그릇만 더 먹는다. 부족하다 싶으면 비전분성 채소 위주로 먹도록 하자. '이제 됐어'라는 신호를 보내는 우리 몸 속 소장의 수용체에 우리가 먹은 음식이 도달하기까지는 시간이 좀 걸리고, 그렇기 때문에 빨리 먹을수록 더 많이 먹게 된다. 접시에 가득 쌓은 음식은 과식을 부추긴다.

• 마음챙김을 하기

앞서 6장에서는 마음챙김에 대해 설명했고 하루 종일 마음챙김 상태를 유지하는 다양한 방법을 알아봤다. 최근 19건의 연구를 분석한 결과 마음챙김에 기반을 둔 훈련은 '비만과 관련된 섭식 행동'을 줄이는 것으로 나타났다.[39]

• 기록하기

카이저 퍼머넌트 보건연구센터(Kaiser Permanente's Center for Health Research)는 이제껏 실시된 체중 감량 유지 실험 가운데 가장 규모가 크고 장기간인 실험을 진행했다.[40] 이 실험에서 매일 푸드 다이어리를 쓴 사람은 그렇지 않은 사람에 비해 두 배가 넘는 체중을

감량한 것으로 나타났다. 자신이 먹은 것을 기록하는 간단한 행동이 더 적은 칼로리를 섭취하도록 유도한 것으로 보인다. 기록이라 해서 복잡하게 여길 것은 없다. 노트나 스마트폰에 간략히 적으면 그만이니까. 매 끼니의 집계 내용을 이메일이나 문자로 자신에게 보내자. 부지불식간에 빠져들지 모를 나쁜 습관을 인식할 수 있도록 자신이 먹은 것을 찬찬히 생각해보는 과정이다.

• 수면을 우선순위에 두기

대부분의 사람은 하룻밤 적어도 7~8시간을 자야 한다. 만약 그보다 적게 자면서 지내려 한다면 점점 허기가 지고 특히 탄수화물 함량이 높은 고칼로리 음식을 탐닉하는 경험을 맛보게 될 것이다. 한밤의 숙면을 위해 가장 중요한 것은 규칙적인 일과다. 즉, 주중이든 주말이든 매일 거의 같은 시간에 잠자리에 들고 일어나는 것이다. 수면 시간이 지나치게 적으면 스트레스 호르몬을 증가시켜 더 허기가 지고 이에 따라 과식할 가능성도 더 높아지며, 결국 잠을 덜 자게 된다. 악순환인 셈이다.

• 하루 800칼로리 초고속 다이어트를 하는 이유를 스스로에게 상기시키기

나는 가족 및 친구들과 함께 인생을 즐기면서 건강하게 노후를 보내고 싶다. 체중이 늘지 않게 유지하는 일이 내게 중요한 것도 바로 그 때문이다. 동기가 무엇이든 간간이 스스로에게 본래의 목적을 상기시키자. 체중을 줄이고 그 수준을 유지하는 것은 내가 했던 가장 어려운 일 가운데 하나다. 하지만 나는 성공했으니 당신도 그럴 수 있다. 그리고 모든 새로운 습관을 들일 때와 마찬가지로 이 역시 시간이 갈수록 더욱 쉬워진다. 행운을 빈다.

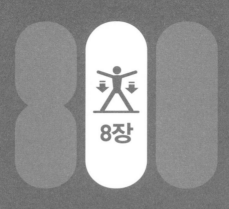

8장

나의
하루 800칼로리
초고속 다이어트 도전기

The Fast 800

서문에서 밝혔듯 나는 이 책을 쓰기 위한 자료를 조사하면서 내 체중을 늘린 뒤 얼마나 빠르게 다시 감량할 수 있는지 확인하기 위해 하루 800칼로리 초고속 다이어트를 시험해봤다. 내가 추천하는 다이어트 방식은 직접 시도해본다는 지극히 개인적인 논리 때문이었다.

다이어트 시작 전 나는 공복 혈당, 혈압, 체중, 허리둘레 등 여러 가지를 측정했다. 그 결과들에 따르면 나는 기본적으로 건강한 것으로 나타났다. 체중 78킬로그램, 허리둘레 32인치에 혈당과 혈압 수치 모두 나무랄 데 없었으니까. 하지만 이제 그 모든 것을 엉망으로 만들 차례였다.

체중을 늘리기 위해 나는 비교적 건강에 좋은 식단을 지키면서 전분 섭취량을 늘렸다. 빵, 감자, 쌀, 파스타를 더 먹고 여기에 종종 비스킷도 더했다. 당시 기록한 푸드 다이어리 내용을 공개한다.

"실험을 시작한 지 이제 2주가 되었다. 지금까지 가장 놀라운 일은 이상하게도 체중이 거의 늘지 않았다는 점이다. 내 몸은 현재의 체중에 정확히 적응했고 지방을 축적하려는 내 시도를 거부하고 있다는 생각이 든다. 어떤 면에선 대단히 안심되기도 한다. 이 새로운 생활방식에 익숙해질 수 있을 것 같다."

하지만 그런 상황은 오래가지 않았다.

"이제 실험 시작 뒤 1개월쯤 되었다. 체중계 눈금이 움직이기 시작했고 혈당 수치도 올라가고 있다. 지금 가장 이상하면서도 불안한 점은 달콤한 음식에 대한 탐닉이 다시 나타나고 있다는 것이다. 작은 초콜릿 바 하나라도 사지 않고서는 마트를 지나치는 일이 거의 불가능해 보인다. 아내는 내가 다시 코를 골기 시작했다면서 진정 내가 이 실험을 이제 그만 멈춰주길 바라고 있다."

내 체중은 실험 4개월쯤이 되었을 때에야 마침내 6킬로그램 정도 늘어났지만, 그 무렵의 몸 상태는 아주 나빠져 있었다. 혈당 수치는 거의 당뇨병 수준으로 되돌아갔고, 허리둘레는 37인치까지 늘어났으며, 혈압은 위험 수준이었다. 더불어 거의 항상 허기를 느꼈다.

당시 나는 여러 촬영을 하고 있던 중이라 사람들이 내가 살이 많이 찐 것을 알아채고는 왜 그렇게 되도록 내버려두었는지 물어볼까봐 걱정했다. 하지만 그런 사람은 전혀 없었다. 체중이 늘어난 이유가 주로 내장지방인 덕분이었다. 헐렁한 셔츠를 입은 덕도 있었다. 아내는 내가 점점 나이들어 보인다고 말했다. 나는 잠을 설쳤고 감정 기복이 점차 심해졌다.

그리하여 나는 그리스에서 마지막으로 방탕한 여름휴가를 보낸 이후 본격적으로 체중 감량에 나섰다. 이 책에 소개된 레시피를 이용해서 하루 800칼로리 식단을 고수하는 급속한 체중 감량 단계부터 시작했다. 여기에 12:12 방식의 TRE 단식을 추가하여,

저녁 8시에 식사를 끝낸 뒤 적어도 이튿날 아침 8시까지는 아무것도 먹지 않았다.

그렇다면 과연 어떻게 해냈을까?

걱정했던 것보다 쉬웠다. 간헐적 단식에 익숙했기 때문인지 하루 800칼로리 섭취량을 지키는 일은 예상했던 것만큼 어렵지 않았다. 앞으로 어떤 일이 일어날지 알고 있다는 점도 도움이 되었다. 나는 내 몸이 '신진대사 스위치를 돌리는 과정'에 더욱 익숙해지는 상상을 했다. 처음엔 분명 배도 고프고 짜증도 좀 났지만 며칠이 지나자 식탐과 불쑥 나타나는 허기가 사라졌다. 대체로.

바쁜 촬영 일정에 맞춰 초고속 다이어트를 하려다 보니 여기저기 이동할 때는 식사대용 셰이크를 이용하고 집에 있을 때는 이 책에 소개된 레시피를 이용하는 방법을 병행해야 했다. 일과 관련하여 식사자리에 갈 일도 몇 번 있었지만 생선과 채소 메뉴로 무사히 넘길 수 있었다.

체중은 빠르게 줄었고 신진대사는 인상적인 변화를 나타냈다. 수분이 일부 포함되었지만 다이어트를 시작하고 4일 만에 2.7킬로그램이 줄었다. 혈당 수치와 혈압도 떨어졌다. 결과를 낙관하며 벨트를 한 칸 줄여보려 했으나 아직 그 정도까지 이른 건 아니었다.

운동은 그대로 했지만, 오래 걷기나 달리기가 예전에 비해 더 힘들게 느껴졌다. 경미한 케토시스 상태라고는 해도(케톤 검사지를 이용해서 확인했다) 활력은 확실히 더 낮았다.

물과 홍차를 다시 많이 마시고 있어서 두통이나 변비 문제는 없었다.

몇 번 위기의 순간은 있었다. 한번은 밤 10시에 기차 승강장에서 오도 가도 못하는 처지에 놓였다. 그날은 아무것도 먹지 않았고 당시 동행도 없었으며 근처엔 초콜릿 자판기만 있었다. 잔돈이 없었기에 망정이지 하마터면 무너질 뻔했다.

사소한 일탈도 있었다. 어느 날 저녁 스스로에게 일종의 하룻밤 휴가를 주는 의미에서 와인 몇 잔을 마시다 그만 치즈를 너무 많이 먹고 말았다. 버터를 바른 따끈따끈한 토스트 한 조각을 먹은 뒤 한 조각 더 먹은 일도 있었다. 하지만 대체적으로 나는 순조롭게 다이어트를 진행했다.

2주가 지나자 4.9킬로그램을 줄일 수 있었고, 혈당 수치와 혈압은 다시 정상으로 돌아왔다. 급속한 체중 감량 단계를 계속할 수도 있었으나 지금이 5:2 단식으로 바꾸기에 적당한 순간이라는 생각이 들었다.

일종의 실험으로 나는 단식일을 연이어(월요일과 화요일) 배치했다. 케톤 검사지 덕에 첫째 날 일부와 둘째 날 거의 내내 경미한 케토시스 상태가 이어졌음을 알게 되었다.

운동을 하는 것이 점점 쉬워졌다. 기운이 쭉 빠진다는 느낌 없이 나 자신을 더 세게 몰아붙일 수 있었다.

단식하는 날에는 이 책에 소개된 레시피대로 저칼로리식을 계속 따랐고 단식하지 않는 날은 좀 더 구애받지 않고 먹었다. 또한 단식하지 않는 날엔 와인도 다시 마셨다. 굳이 이야기하자면, 쉬웠다.

다이어트를 시작하고 26일 만에 나는 예전의 건강한 체중으로 돌아갔고, 그밖의 모든 것도 정상 상태를 되찾았다. 이 과정을 통해 내가 알게 된 것들은 다음과 같다.

- 이 다이어트 방식은 충분히 할 만하다.
- 스스로를 방치해두면 당뇨병 등 기타 건강 문제는 다시금 나타날 것이다.
- 내가 먹는 것은 내 기분에 실제로 영향을 미친다.
- TRE 단식은 도움이 되지만 사회생활을 한다면 엄격하게 지키기가 쉽지 않다. 그렇다 해도 되도록 많은 경우 TRE 단식을 하기 위해 계속 노력할 것이다. 과학은 믿을 수 있다고 생각하기 때문이다.

그럼 이제 어떻게 해야 할까?

'다이어트는 서서히 그리고 꾸준히, 먹는 것은 저지방 식품으로'라는 일반적인 다이어트 조언에 대해 간헐적 단식이 새롭고도 흥미로운 대안이 될 수 있다고 처음 제안한 때로부터 6년이 지났다. 현재 나는 간헐적 단식의 뒤를 잇는 이 새로운 하루 800칼로리 초고속 다이어트의 효과를 그 어느 때보다 확신하고 있다.

나는 거의 매일 거리에서 자신의 체중 감량 성공기에 대해 말해주려는 사람들과 마주친다. 그런 상황이 불편하지 않느냐고 묻는다면 전혀 그렇지 않다. 나는 피드백을 좋아한다. 비록 거리에서 마주치는 일이 없다 해도 홈페이지를 통하면 하루 800칼로리 초고속 다이어트 팀이나 내게 언제든 연락할 수 있다.

그에 못지않게 내가 중시하는 점은 과학이 비약적으로 발전하고 있다는 것이다. 비록 아직 해결되지 않은 몇 가지 아주 중요한 질문들이 남아 있지만 그에 대한 답들도 곧 도출될 것이다.

그렇다면 발터 롱고 교수의 단식 모방 다이어트는 그의 초기 연구에서 주장한 것처럼 획기적인 것으로 밝혀질까? 또 5:2 단식법이 뇌에 미치는 영향에 관한 마크 매트슨 교수의 연구는 치매 퇴치라는 새로운 길로 들어가는 문을 열어줄까? 과연 의사를 비롯한 건강 관련 전문가들은 초고속 다이어트가 얼마나 효과적일 수 있는지를 보여주는 최신 연구에 대해 긍정적인 반응을 보일까?

나는 분명 이 모든 질문에 대해 '그렇다'는 대답이 나올 거라고 기대하고 있다.

이 하루 800칼로리 초고속 다이어트는 내 삶을 바꿔놓았다. 당신의 삶도 바꾸기를 기대해본다.

하루 800칼로리
초고속 다이어트
레시피

여기서는 단식일의 800칼로리 식단을 구성하는 방법에 관한 다
양한 아이디어를 소개한다. 각자의 기호에 따라 두 끼 혹은 세 끼
식사로 나눠 섭취할 수 있다.
또한 최소한의 칼로리를 추가해서 '보다 알찬 한 그릇'으로 만들
거나 단식하지 않는 날을 위해 분량을 늘리는 방법도 나와 있다.
모든 칼로리 계산은 1인분 기준이다.

아침식사

여기서 제시하는 간단한 아침식사 레시피가 혈당 수치를 대폭 올리거나 체중을 증가시키는 일은 없을 것이다. 동시에 포만감은 더 오래 가게 하기 때문에 간식을 먹고 싶은 충동에 굴복할 가능성도 줄어들 것이다.

아침을 먹지 않아도 별 문제는 없다. 오히려 공복시간을 늘리는 셈이니 말이다. 하지만 끼니를 거르거나 하루에 800칼로리만 섭취하는 다이어트를 하고 있다면 수분 섭취를 늘리는 것이 중요하다(259~260쪽 '충분한 수분을 공급하는 음료 레시피' 참조). 일부 레시피의 음식은 밖으로 들고 나가기에도 부담이 없으므로 포장해서 늦은 아침식사나 점심식사로 활용할 수 있다.

삶은 달걀과 아스파라거스 구이
Boiled Eggs with Spiced Asparagus Soldiers

 **230칼로리
2인분**

아스파라거스 250g
달걀 4개
올리브유 1/2큰술
**커민 가루 또는
훈제 파프리카 가루**
소량

매우 가볍지만 풍미는 가득한 아침식사 레시피다.

1 아스파라거스에서 질긴 밑동은 잘라내고 남은 부분만
   끓는 물에 3분 정도 데친 다음 건져서 따로 둔다.
2 냄비에 물을 붓고 팔팔 끓인다. 끓는 물에 달걀을 넣고
   반숙이 되도록 6~7분 정도 삶는다.
3 달걀을 삶는 동안 프라이팬을 달군다. 프라이팬에 올리
   브유를 두른 다음 데친 아스파라거스를 넣고 뒤적인다.
   커민 가루나 파프리카 가루를 뿌리고 소금과 후추를 약
   간 넣는다. 아스파라거스가 부드러워지고 살짝 노릇노
   릇해질 때까지 몇 번 뒤집어주면서 3~4분 정도 굽는다.
4 구운 아스파라거스를 찍어 먹을 수 있도록, 반숙한 달
   걀은 에그컵에 담는다.

보다 알찬 한 그릇
들러붙지 않는 팬에 시금치 한 줌을 넉넉히 넣고 숨이 죽
을 때까지 1~2분 정도 뒤적인다(시금치의 칼로리는 미미하다.
시금치를 뒤적일 때 버터 1작은술을 넣으면 37칼로리, 올리브유 1작은
술을 넣으면 27칼로리가 증가한다).

피스타치오 치아시드 포리지

Porridge with Pistachios and Chia

 **370칼로리
2인분**

귀리 4큰술, 으깬 것
우유 300ml
치아시드 1큰술
카다멈 씨 1/2작은술
다진 피스타치오 한 줌

이국적인 식재료 카다멈(생강과의 향신료_옮긴이)에 단백질 등 여러 영양소와 섬유질이 풍부한 슈퍼푸드 치아시드의 효능을 더한 부드러운 포리지 레시피다.

1 모든 재료를 팬에 넣고 끓인다. 한 번 끓어오르면 불을 줄이고 사이사이 저어주면서 포리지가 걸쭉하고 부드러워질 때까지 6~8분 정도 더 끓인다.

보다 알찬 한 그릇
라즈베리나 블루베리 또는 패션 프루트 과육 1줌(40g 기준 15칼로리 증가)을 토핑으로 얹는다.

달걀 오븐 요리 두 가지

Baked Eggs 2 ways

 280칼로리
2인분

베이컨 에그 머핀 재료
베이컨 4줄
달걀 4개
파르메산 치즈 10g,
강판에 간 것

이 두 가지 '머핀'은 오븐에서 바로 꺼내 뜨거울 때든 도시락에 담았다가 나중에 꺼냈을 때든 똑같이 맛있다.

베이컨 에그 머핀

1 오븐을 200℃(팬 오븐은 180℃ 또는 온도 단계 6)에 맞추고 예열한다. 4구짜리 스테인리스나 실리콘 머핀틀, 또는 오븐 조리가 가능한 그릇에 살짝 기름칠을 한다.

2 베이컨을 반으로 자르고 각 머핀틀 구멍 안에 십자형으로 겹겹이 쌓는다.

3 각 구멍에 달걀을 하나씩 깨서 넣는다.

4 그 위에 파르메산 치즈와 갓 갈아놓은 후추를 뿌린다. 오븐에 넣고 노른자 반숙을 원하면 15분, 노른자 완숙을 원하면 20분 정도 굽는다.

응용
녹색 채소를 데쳐 잘게 썬 것 2~3큰술을 추가하거나 밤나무버섯 큰 것 3개를 깍둑썰기한 다음 들러붙지 않는 팬에 기름 없이 볶거나(칼로리 미미) 올리브유 1/2작은술(1인분 기준 30칼로리 증가)을 넣고 볶아서 추가한다.

연어 에그 머핀 재료
훈제연어 150g
**다진 시금치 또는
기타 녹색 채소** 한 줌
달걀 4개
차이브 1큰술, 다진 것
(선택 사항)
파르메산 치즈 20g,
강판에 간 것

연어 에그 머핀

연어는 뇌와 혈액 순환에 좋은 오메가3가 풍부하며 염증
감소 효과가 있다.

1 오븐을 200℃(팬 오븐은 180℃ 또는 온도 단계 6)에 맞추고
예열한다. 4구짜리 스테인리스나 실리콘 머핀틀, 또는
오븐 조리가 가능한 그릇에 살짝 기름칠을 한다.
2 각 머핀틀 구멍에 훈제연어를 채운다.
3 시금치를 요리용 볼에 넣는다. 달걀을 깨서 넣고 차이브
와 후추 간 것을 살짝 뿌린 다음 포크로 가볍게 섞는다.
4 섞은 재료를 머핀틀에 골고루 나눠 담는다. 파르메산
치즈 간 것과 후추를 조금 더 뿌린 뒤 달걀이 익은 것처
럼 보일 때까지 15분 정도 굽는다.

보다 알찬 한 그릇
샐러드용 어린잎채소나 루꼴라 같은 녹색 잎채소(칼로리 미
미)를 함께 곁들인다.

간단한 에그 아보카도

Speedy Eggs and Avocado

 290칼로리
1인분

달걀 2개
아보카도 1/2개
레몬즙 소량

아침식사로 먹을 달걀을 삶을 시간조차 없다는 사람들을 위한 레시피다. 전날 준비해두면 이튿날 아침 접시에 담아 즉시 먹을 수 있다.

1 끓는 물에 달걀을 넣고 6~7분 정도 삶은 다음 흐르는 차가운 물에 식힌다. 껍질을 벗기고 냉장고에 보관한다(미리 달걀을 준비하는 경우).
2 아침에 아보카도 껍질을 벗기고 씨를 뺀 다음 얇게 자른다. 얇게 자른 아보카도를 접시 위에 놓고 그 위에 레몬즙을 뿌린다.
3 달걀을 4등분하여 아보카도 자른 것과 섞은 다음 살짝 간을 한다.

보다 알찬 한 그릇
호밀빵 1조각(55칼로리 증가) 또는 천연발효 통밀빵 토스트 1조각(72칼로리 증가)을 곁들인다.

토마토 바질 오믈렛
Tomato and Basil Omelette

 240칼로리
1인분

달걀 큰 것 2개
올리브유 1/2큰술
방울토마토 3개,
2등분한 것
바질 잎 4~5장, 다진 것

건강한 하루의 시작을 위한 전통적인 지중해식 오믈렛 레시피다.

1 요리용 볼에 달걀을 깬 다음 포크를 이용해서 푼다. 간을 살짝 한다.
2 작은 프라이팬에 올리브유를 두르고 달군 뒤 2등분한 방울토마토를 넣고 2분 정도 익힌다.
3 다진 바질 잎을 넣고 20초 정도 더 익힌 다음 풀어놓은 달걀을 붓고 나무주걱으로 뒤섞는다.
4 오믈렛이 굳기 시작하면 가장자리부터 긁어서 돌돌 말듯이 접는다. 겉면이 살짝 황금색으로 바뀌면 데워놓은 접시에 담는다.

보다 알찬 그릇
샐러드용 어린잎채소 또는 루꼴라 1줌을 곁들인다(251쪽의 '그 외에 간단히 추가할 수 있는 식재료들'에서 소개한 사과식초 드레싱이나 올리브유 같은 드레싱을 넣으면 100칼로리 정도 증가하지만, 넣지 않으면 칼로리 변화는 미미하다).

그린 스무디
Creamy Green Smoothie

 **165칼로리
2인분**

오이 1/2개, 다진 것
셀러리 줄기 2개, 다진
것
키위 1개, 다진 것
달걀 1개
엑스트라 버진 올리브유
2큰술

1 모든 재료를 믹서에 넣고 약간의 양념과 물 150ml를
　추가해서 고속으로 간다.
2 두 컵에 나눠 붓는다.

망고 스무디
Spiced Mango Smoothie

 **190칼로리
2인분**

망고 1개, 껍질 벗기고
씨를 빼 큼직큼직하게
자른 것
고지방 그릭요거트
1큰술
아몬드 밀크 300ml
오렌지 1/2개의 제스트
와 즙
생강 2cm, 껍질 벗기고
강판에 간 것
계피 가루 1/4작은술 +
추가 소량(완성된 스무
디의 토핑용)
강황 가루 소량

1 모든 재료를 믹서에 넣고 고속으로 간다.
2 두 컵에 나눠 붓고 계피 가루를 위에 뿌린다.

가벼운 한 끼

이상적인 세계라면 우리 모두는 전통적인 '지중해식' 식단을 따르면서 아침 일찍 든든한 한 끼를 해결할 것이다. 그렇게 해야 지방이 축적될 가능성이 적기 때문이다. 하지만 그런 방식이 모든 사람에게 적합한 것은 분명아니다.

그래서 여기서는 식사시간에 대해 융통성을 가질 수 있도록 '점심식사'나 '저녁식사'보다는 '가벼운 한 끼' 혹은 '든든한 한 끼'로 나눠서 소개하려 한다. 가벼운 한 끼는 대체로 간단히 빨리 만들 수 있으며, 보통은 든든한 한 끼보다 칼로리가 낮다. 일부는 브런치로 제격이다.

끼니와 끼니 사이엔 간식을 먹지 말 것을 권한다. 간식은 지방의 연소를 중단시키기 때문이다.

초간단 후무스

Hummus in a Hurry

 **205칼로리
4인분**

병아리콩 통조림 1통
(200g)
레몬즙 2큰술
(입맛에 따라 추가)
엑스트라 버진 올리브유
2+1/2큰술
타히니 1/2큰술
마늘 2쪽, 다진 것

인스턴트식품이나 다름없는 요리지만 아삭아삭한 식감의 채소를 곁들이면 맛도 좋고 부족한 영양소도 채울 수 있다. 올리브유로 맛과 건강 모두를 잡을 수 있으니 올리브유가 많이 들어간다고 걱정하지 말자.

1 병아리콩 통조림에서 콩은 건져내고 국물은 따로 둔다.
2 올리브유 1/2큰술만 남겨두고 모든 재료를 함께 섞는다.
3 따로 둔 통조림 국물을 조금씩 넣어가며 원하는 후무스 농도를 맞춘다. 입맛에 따라 소금과 후춧가루를 넣어 간을 한다.
4 후무스 위에 남은 올리브유를 뿌린다. 원하면 커민 씨나 파프리카 가루를 조금 뿌려도 좋다. 셀러리, 오이, 쿠르젯, 아스파라거스, 콜리플라워, 브로콜리 같은 아삭아삭한 식감의 채소를 애피타이저로 함께 곁들인다. 이 채소들은 칼로리는 아주 낮으면서도 뛰어난 섬유질 공급원이기 때문에 거의 마음껏 먹을 수 있다.

팁
즙을 낼 때 레몬을 과하게 짜지 말자. 레몬 겉껍질 안쪽의 흰색 솜 같은 부분(중과피)이 들어가면 레몬즙에서 쓴 맛이 날 수 있다.

페타 치즈 타프나드

Tapenade with Feta

 **138칼로리
2인분**

페타 치즈 50g
씨를 뺀 올리브 50g
(병이나 통조림에서
올리브만 건져낼 것)
올리브유 1큰술

올리브 페이스트는 아주 진하고 강한 맛이 날 수 있지만 페타 치즈와 짝을 이루면 부드럽게 톡 쏘는 맛의 크림치즈 스프레드가 된다. 동전 모양으로 자른 쿠르젯에 얹어 카나페로 먹거나 크래커 스프레드 또는 가볍게 채소를 찍어먹는 소스로 이용할 수 있다.

1 모든 재료를 작은 요리용 볼에 담고 고속의 핸드블렌더로 간다. 덩어리진 올리브는 그대로 둔다.

단식하지 않는 날
더 많이 먹으면 그만이다.

아삭아삭한 쿠르젯 카나페 세 가지

Crunchy Courgette Canapés 3 ways

쿠르젯 중간 크기
1/2개를 0.5cm 정도
두께로 자른 것

토핑
페타 치즈 타프나드
(205쪽 참조) 1큰술
(25g), 62칼로리
초간단 후무스
(204쪽 참조) 1큰술
(25g), 62칼로리
으깬 아보카도
(207쪽 참조) 1큰술,
103칼로리

새로운 방식의 블리니(메밀가루와 밀가루를 넣고 부친 러시아식
팬케이크_옮긴이)로 아주 간단하고 건강에도 좋다. 쿠르젯
은 무시할 수 있을 만큼 칼로리가 낮기 때문에 따로 계산
해볼 필요가 없다.

1 풍미가 좋은 크림치즈, 생선 절임, 차이브, 간단한 펜넬
   무 피클(246쪽 참조) 등 냉장고에 있는 건강에 좋은 다른
   식재료를 쿠르젯 위에 얹는다.
2 집에서 만든 사우어크라우트나 김치(248~249쪽 참조)를
   1큰술 올린다.

호밀 흑빵을 이용한 두 가지 레시피
Dark Rye Bread 2 ways

 **290칼로리
2인분**

으깬 아보카도와 호밀
흑빵 재료
아보카도 1개. 껍질 벗기
고 씨 제거한 것
레몬 1/2개의 즙
엑스트라 버진 올리브유
1큰술
얇게 썬 호밀빵 2조각
**구운 호박씨 또는 해바
라기씨** 2큰술

 **240칼로리
1인분**

달걀과 시금치를 곁들인
호밀 흑빵 재료
달걀 2개
버터 또는 올리브유
1작은술
시금치 2줌
구운 호밀빵 1조각

여러 종류의 '갈색' 빵을 포함. 대부분의 빵은 많이 가공된 밀가루로 만들어진다. 이런 가공 밀가루에는 우리 몸에 좋은 영양소와 섬유질 대부분이 제거되어 있다. '갈색' 빵에 건강에 좋은 통곡물이나 씨앗이 들어 있을 순 있지만 그 양은 대개 얼마 되지 않는다. 검은 통호밀은 보통 섬유질 함량이 높다. 호밀 흑빵의 맛이 너무 강하다 싶으면 호밀 함량이 적은 종류를 찾아보자. 씨앗이 들어간 통밀빵이나 일반 천연발효빵을 대신 사용할 수도 있다.

으깬 아보카도와 호밀 흑빵

1 요리용 볼에 아보카도를 넣고 레몬즙과 올리브유를 뿌린 다음 대충 으깬다. 덩어리진 아보카도는 그대로 둔다.
2 아보카도 으깬 것에 소금과 후추로 간을 한 뒤 스푼으로 떠서 호밀빵 조각 위에 올린다.
3 그 위에 구운 호박씨 또는 해바라기씨를 뿌린다.

달걀과 시금치를 곁들인 호밀 흑빵

1 스크램블 에그, 또는 끓는 물에 달걀을 깨 넣어 수란을 만든다.
2 그 사이 들러붙지 않는 프라이팬을 중불에 올린 다음 버터 또는 올리브유를 두르고 시금치를 넣는다. 숨이 죽을 정도로 살짝 익힌 시금치는 구운 호밀빵 위에 얹는다.
3 그 위에 수란 또는 스크램블 에그를 얹는다. 입맛에 따라 소금을 조금 넣거나 후춧가루를 듬뿍 뿌린다.

팁
풍미를 더 살리고 싶다면 타바스코 소스를 몇 방울 떨어뜨리거나 카옌페퍼를 약간 넣는다.

버섯 오믈렛
Turmeric Spiced Mushroom Omelette

 210칼로리
1인분

코코넛 오일 또는 버터
1작은술
양송이버섯 2개,
잘게 썬 것
파 1대, 잘게 썬 것
강황 가루 1/2작은술
칠리 플레이크 1/4작은
술(입맛에 따라)
큰 달걀 2개, 살짝 푼 것
신선한 고수 한 줌, 잘게
다진 것

한 끼 식사로 언제든 즐길 수 있는 부담 없는 풍미에 더해 건강에 매우 좋은 오믈렛 레시피다.

1 중불에 작은 프라이팬을 올리고 코코넛 오일이나 버터를 두른 뒤 양송이버섯과 파를 넣어 3~4분간 볶는다.
2 강황 가루와 칠리 플레이크를 넣어 섞은 뒤 1분쯤 있다가 달걀 푼 것을 붓고 살짝 간을 한다.
3 넣은 달걀을 가볍게 휘젓는다. 익기 시작하지만 여전히 부드럽고 겉은 흐물흐물한 상태가 되도록 몇 분간 그대로 둔다.
4 그 위에 고수를 골고루 뿌린 다음 오믈렛을 반으로 접어 접시 위에 살며시 놓는다.

팁
톡 쏘는 맛과 아삭한 식감의 상반되는 재미를 더하고 싶다면 사우어크라우트 1큰술을 곁들인다(248~249쪽 참고). 좀 더 대담한 시도를 하고 싶다면 김치 1/2큰술을 오믈렛 위에 올려보자. 색다른 풍미가 마구 폭발하는 경험을 할 것이다.

보다 알찬 한 그릇
녹색 채소나 색깔이 있는 잎채소 삶은 것(칼로리 계산 불필요) 또는 샐러드용 잎채소(251쪽의 '그 외 간단히 추가할 수 있는 식재료들'에 나온 사과식초 드레싱이나 올리브유 같은 드레싱을 넣으면 칼로리 증가)를 1/2접시 정도 함께 곁들인다.

슬라이스 햄 또는 할루미 치즈를 곁들인 양배추 샐러드

Sliced Ham, or Halloumi, with Purple Slaw

 200칼로리
2인분

양배추 샐러드 재료
적양배추 작은 것 1/4개,
곱게 채 썬 것(175g)
녹색 양배추 작은 것 1/4
개, 곱게 채 썬 것(175g)
파 1대, 곱게 채 썬 것
익힌 햄 120g 또는
할루미 치즈 50g
(팁 참조)

드레싱 재료
고지방 그릭요거트
2큰술
디종 머스터드 1작은술
엑스트라 버진 올리브유
1큰술

차가운 고기나 치즈 어디에나 잘 어울리는 만능 양배추 샐러드 레시피다. 미리 만들어두면 단백질과 섬유질, 건강에 좋은 지방이 풍부한 간단한 즉석 점심식사가 된다.

1 드레싱 재료는 모두 한데 섞고 살짝 간을 한다.
2 잘게 썬 양배추와 파를 요리용 볼에 넣고 섞는다.
3 만들어 놓은 드레싱까지 넣고 골고루 섞는다.
4 양배추 샐러드에 햄이나 할루미 치즈를 곁들인다.

팁
할루미 치즈를 이용하는 경우, 들러붙지 않는 프라이팬에 올리브유 몇 방울을 떨어뜨린 다음 얇게 자른 할루미 치즈를 넣고 양면이 노릇노릇해질 때까지 굽는다. 양배추 샐러드를 1인분만 사용한 경우 남은 샐러드는 1~2일 정도 보관이 가능하다. 적양배추와 녹색 양배추 중 한 가지만 있다면 그냥 그 양배추의 양을 두 배로 늘려 대체한다.

보다 알찬 한 그릇
녹색 채소, 색깔 채소, 신선한 허브를 넉넉히 곁들인다(칼로리 계산 불필요). 채식주의자는 드레싱에 영양효모 2큰술과 그릭요거트 1큰술을 추가해서 단백질 함량을 늘릴 수 있다.

단식하지 않는 날
햄 1조각을 추가한다. 1인분 기준으로 삶은 퓌 렌틸콩 1/2봉지(125g)를 추가해 단백질 함량을 높이거나 삶은 현미나 퀴노아를 2~3큰술 넣어도 좋다.

레몬 타임 치킨 케밥

Lemon and Thyme Chicken Kebabs

 **220칼로리
2인분**

닭다리 작은 것 4개, 뼈
와 껍질을 제거한 뒤 작
게 썬 것(약 250g)
레몬 1/2개의 즙과 제스
트
말린 타임 1/2작은술
마늘 1쪽, 으깬 것
올리브유 1큰술
중간 크기 양파 1개,
8등분한 것

닭고기 부위 중 넓적다리살은 가슴살에 비해 영양소가 풍
부할 뿐 아니라 육즙도 많고 풍미도 더 좋다. 케밥은 급히
먹기에 제격인 음식이다. 넉넉한 양의 샐러드와 드레싱을
곁들인 점심 도시락용으로 이용해보자.

1 작게 썬 닭다리를 요리용 볼에 넣고 레몬즙과 레몬 제
   스트, 말린 타임, 으깬 마늘, 올리브유와 함께 섞은 다
   음 소금과 갓 갈아놓은 후추로 간을 한다. 시간이 되면
   닭다리에 양념이 배도록 2시간 정도 그대로 둔다.
2 그릴을 뜨겁게 달군다. 닭다리와 양파를 꼬치 4개에 나
   눠서 꽂는다.
3 그릴 위에 꼬치를 놓고 15분 정도 굽는다. 꼬치를 자주
   뒤집어주면서 닭다리가 속까지 완전히 익고 겉이 노릇
   노릇한 갈색이 될 때까지 굽는다.

팁
나무꼬치를 사용하는 경우에는 불에 타지 않도록 10분 정
도 물에 담가 두었다가 사용한다.

보다 알찬 한 그릇
케밥에 녹색 채소나 색깔 있는 잎채소 삶은 것(칼로리 계산
불필요) 또는 샐러드용 잎채소(251쪽의 '그 외 간단히 추가할 수
있는 식재료들'에 나온 사과식초 드레싱이나 올리브유 같은 드레싱을
넣으면 칼로리 증가)를 1/2접시 정도 함께 곁들인다.

단식하지 않는 날

1인분의 양을 두 배로 늘리고 삶은 현미 2~3큰술을 추가
한다.

깍지완두 돼지고기 볶음면
Minced Pork and Mange Tout Stir-Fry with Noodles

 **320칼로리
2인분**

다진 돼지고기 200g
간장 1+1/2큰술
옥수수 가루 1작은술
**닭고기 육수 또는 채소
육수** 300ml
(고형 육수는 1/2개)
제로 칼로리면(또는 소
바면, 팁 참조) 100g
**코코넛 오일 또는 카놀
라유** 1+1/2큰술
생강 2cm, 껍질 벗기고
잘게 썬 것
양파 1개, 다진 것
**깍지완두 또는 껍질이
얇은 풋강낭콩** 200g

빠르게 만들 수 있고 맛도 친숙한 볶음면 레시피다. 맵고
풍미가 가득하며 포만감을 준다.

1 비금속재질의 요리용 볼에 다진 돼지고기를 넣고 간장
1/2 큰술과 옥수수 가루에 이어 갓 갈아놓은 후추를 넉
넉히 뿌린다. 모든 재료를 골고루 섞은 다음 시간이 되
면 양념이 배도록 30분 정도 그대로 둔다.
2 남은 간장은 육수에 넣는다.
3 면은 포장지의 설명대로 삶은 뒤 건져내서 차가운 물
에 헹군다.
4 센 불 위에 웍을 놓고 연기가 날 때까지 달군 다음 코코
넛 오일이나 카놀라유를 넣는다. 양념해놓은 다진 돼
지고기를 넣고 옅은 갈색으로 변할 때까지 3~4분 정
도 볶는다.
5 중불로 줄이고 생강과 양파를 넣어 몇 분 더 볶은 뒤 깍
지완두를 넣는다. 1분 정도 뒤 육수를 붓고 면을 넣은
다음 자주 휘저으면서 1분 정도 뭉근히 끓인다.

팁
조금 더 매운 맛이 좋다면 칠리 플레이크를 1/2~1작은술
정도 뿌린다. 돼지고기 대신 퀀(Quorn, 영국의 육류 대용 식재료
브랜드_옮긴이)의 제품을 사용할 수도 있다. 제로 칼로리면
은 곤약으로 만든다. 식물성 복합탄수화물인 곤약은 장에
좋은 섬유질이 풍부하고 전분성 탄수화물이 거의 없다(대
형 마트나 인터넷으로 구입 가능). 소바면을 사용할 경우엔 알덴
테 상태로 익힌 다음 차가운 물에 헹군다(176칼로리 증가).

단식하지 않는 날
통밀면이나 소바면은 보통 기준량으로 삶아 준비하고 조리 5단계에서 참기름 1작은술과 아삭아삭한 식감의 채소를 추가한다.

즉석 미소장국

Instant Miso Soup with Mushrooms and Greens

 23칼로리
1인분

즉석 미소장국 1봉지
중간 크기 버섯 1개,
잘게 썬 것
채 썬 시금치 또는 녹색
채소 삶은 것 작은 1줌
신선한 파슬리 또는
고수 몇 줄기(선택 사항)

칼로리는 아주 낮지만 대단히 만족스러운 맛을 내는 간단
미소장국 레시피다. 유리 용기에 재료를 담고 끓는 물만
부으면 언제든 미소장국을 즐길 수 있다.

1 큼직한 크기의 요리용 볼이나 머그잔에 즉석 미소장국
   1봉지를 붓는다.
2 끓는 물 250ml을 부어 휘저은 다음 버섯과 녹색 채소
   를 넣는다. 버섯이 부드러워지도록 3~5분 정도 그대
   로 둔다.

보다 알찬 한 그릇
삶은 닭고기나 새우 또는 두부를 작게 썰어 1큰술 정도 넣
는다(251쪽의 '그 외 간단히 추가할 수 있는 식재료들'도 참조하자).

완두콩 시금치 수프

Quick 'n' Easy Pea and Spinach Soup

 **130칼로리
2인분**

냉동 콩 200g
냉동 시금치 100g
마늘 1쪽, 다진 것
**닭고기 또는 채소 고형
육수** 1/2개
고지방 그릭요거트
2큰술

활기찬 하루에 필요한, 든든하고 먹음직스러운 수프 레시피다.

1 중간 크기의 냄비에 그릭요거트를 제외한 모든 재료를 넣는다. 물 500ml를 붓고 중불에서 끓인다.
2 수프에 갓 갈아놓은 후추를 넉넉히 뿌리고 5분 정도 뭉근히 끓인다. 불을 끄고 푸드 프로세서에 넣거나 핸드블렌더를 이용해서 식감이 살짝 남아 있을 정도로 간다.
3 수프를 두 그릇에 나눠 담고 그릭요거트를 1큰술씩 올린다.

보다 알찬 한 그릇
그릭요거트 1큰술(37칼로리)을 더 넣거나 올리브유 1/2큰술 (49칼로리)을 떨어뜨린다.

단식하지 않는 날
위와 같이 그릭요거트나 올리브유를 추가로 넣는다. 천연 발효 통밀빵 1조각을 곁들인다.

뿌리채소 강황 수프
Root Veg and Turmeric Soup

 170칼로리
4인분

올리브유 3큰술
양파 1개, 껍질 벗기고
잘게 썬 것
커민 가루 1작은술
강황 가루 2작은술
셀러리 400g, 껍질 벗기
고 잘게 썬 것
파스닙 325g, 껍질 벗기
고 잘게 썬 것
채소 또는 닭고기 육수
1.2L

이 추억의 수프는 뿌리채소에 들어 있는 좋은 영양소를
하나도 버리지 않기 위해 껍질 그대로 조리하여 만든다.
강황에는 강장 효과가 있으며, 이미 충분히 입증된 소염
효능은 후추가 들어가면서 더욱 좋아진다.

1 커다란 팬에 올리브유를 두르고 달군 다음 양파를 넣고
   색깔은 그대로인 채 물러질 정도로만 살짝 볶는다. 커
   민 가루와 강황 가루를 넣고 1분 정도 있다가 채소를 넣
   고 휘젓는다.
2 육수를 붓고 끓인다. 팬 뚜껑을 덮은 다음 채소가 물러
   질 때까지 20분 정도 뭉근히 끓인다.
3 불을 끄고 수프가 부드러워질 때까지 고속의 핸드블렌
   더로 간다.
4 입맛에 맞춰 소금과 갓 갈아놓은 후추로 간을 한다.

팁
풍미를 더하려면 수프 위에 잘게 썬 파슬리나 고수, 또는
칠리 플레이크를 살짝 뿌린다.

붉은 렌틸콩 코코넛 수프
Red Lentil and Coconut Soup

 280칼로리
4인분

고수씨 3작은술, 살짝 으깬 것
커민씨 2작은술
올리브유 1큰술
리크 2대, 다듬어서 얇게 썬 것
마늘 3쪽, 다진 것
붉은 렌틸콩 140g
저지방 코코넛 밀크 400ml
라임 1/2개의 즙
채소 육수 600ml
구운 아몬드 플레이크 2큰술

섬유질과 단백질이 풍부하며 맛과 향이 모두 좋은 수프 레시피다.

1 커다란 냄비에 고수씨와 커민씨를 넣고 향이 날 때까지 약불에서 2~3분 정도 볶은 다음 불을 끈다. 볶은 것은 따로 둔다.
2 같은 냄비에 올리브유를 두르고 리크와 마늘을 넣은 뒤 갓 갈아놓은 후추를 듬뿍 뿌리고 4~5분 정도 볶는다.
3 고수씨와 커민씨 볶은 것과 렌틸콩을 섞어 1분 정도 익히다가 코코넛 밀크, 라임즙, 채소 육수를 붓는다. 소금을 약간 뿌리고 끓인다. 불을 줄이고 렌틸콩이 물러질 때까지 25분 정도 뭉근히 끓인다.
4 데워놓은 그릇에 수프를 담고 그 위에 구운 아몬드 플레이크를 뿌린다.

단식하지 않는 날
통밀 피타(그리스식 납작빵_옮긴이) 1조각을 곁들인다.

속을 다스리는 치킨 브로스
Gut Healing Chicken Broths

 약 2L 조리 분량 기준

올리브유 3큰술
셀러리 줄기 4개, 대충 다진 것
작은 양파 2개, 껍질 벗기고 다진 것
리크 2대, 다듬은 것
마늘 큰 것 1쪽, 2등분한 것
당근 2개, 다진 것
야외사육 등급 닭의 날개 또는 몸통 부위 약 1kg
사과식초 1큰술
월계수잎 2장
부케가르니(수프 등에 향을 내기 위해 허브나 향신채소를 실로 묶어 만든 것_옮긴이) 1개
파슬리 줄기 1줌
통후추 6~8알

《똑똑한 위장 건강 레시피(The Clever Guts Recipe Book)》의 인기 레시피다. 칼로리는 거의 없으면서 하루 800칼로리만 섭취하는 날에도 활력을 이어갈 수 있을 만큼 영양이 풍부하다. 장시간의 조리 과정을 통해 닭고기 뼈에서는 무기질 등 여러 영양소가 우러나온다.

1 뚜껑이 있는 커다란 팬에 올리브유를 두르고 셀러리, 양파, 리크를 5~7분 정도 살짝 볶는다.
2 마늘, 당근, 사과식초, 월계수잎, 부케가르니, 준비한 닭고기 부위를 넣는다.
3 물 2L를 부은 뒤 뚜껑을 덮고 뼈에서 모든 영양소를 우려낼 수 있도록 3~4시간 서서히 은근한 불로 끓인다 (가능하면 5~6시간 정도 끓이는 것이 좋다). 국물이 졸지 않았는지 중간에 확인하고 필요하면 물을 붓는다. 위에 뜨는 회색 거품은 말끔히 걷어낸다.
4 그릇 위에 체를 얹고 국물을 쏟은 뒤 15분 정도 그대로 받쳐둔다. 걸쭉하고 진한 맛의 브로스를 만들고 싶으면 체에 걸린 무른 채소를 숟가락으로 살살 눌러 내린다.
5 그 상태로 바로 사용하거나 식힌 다음 용기에 담아 냉장 상태로 닷새 정도까지 보관하거나 얼린다.

쉬림프 쿠게티 스파게티

Garlic Prawns with Mixed Courgetti and Spaghetti

 **290칼로리
2인분**

통밀 스파게티 면 50g
올리브유 2큰술
마늘 작은 것 1쪽, 으깬
것
냉동 생새우 큰 것 200g,
해동시킨 것
쿠르젯 중간 크기 2개,
채소 제면기 또는 칼로
아주 가늘게 썬 것(약
300g)
레몬 작은 것 1/2개
**신선한 파슬리 또는 고
수** 넉넉한 1줌, 다진 것

쿠게티와 스파게티의 조합이 아주 잘 어울리는 레시피로,
푸짐하면서도 칼로리는 낮다.

1 포장지의 설명대로 스파게티 면을 삶는다. 알덴테 상
   태로 삶은 면은 건져내고 면수는 따로 둔다.
2 그 사이 중불에 중간 크기의 프라이팬을 올리고 올리
   브유를 두른다. 으깬 마늘을 넣고 30초 동안 볶아 마늘
   향을 낸 후 새우를 넣고 3분 정도 볶은 뒤 면처럼 자른
   쿠르젯을 넣는다.
3 2~3분 정도 계속 뒤섞다가 쿠르젯 면이 부드러워지기
   시작하면 스파게티 면을 넣고 레몬즙을 넉넉히 뿌린
   다음 따로 둔 면수(또는 뜨거운 물)를 1~2큰술 넣어 농도
   를 묽게 한다. 뭉근한 불에 끓이다가 끓어오르기 시작
   하면 바로 불을 끈다.
4 갓 갈아놓은 후추를 넉넉히 뿌리고 소금으로 살짝 간
   을 한다. 다진 파슬리를 넣고 섞은 다음 두 그릇에 나눠
   담는다.

칼로리를 낮추는 법
스파게티 면을 빼고 더 큰 쿠르젯을 이용하면 1인분 기준
100칼로리 정도가 낮아진다.

단식하지 않는 날
1인분의 양을 두 배로 늘리고 머스터드 민트 라임 드레싱
(221쪽 참조) 같은 드레싱을 넣은 잎채소 샐러드를 듬뿍 곁
들인다.

정어리 파프리카 구이

Sardines Roasted in Red and Yellow Peppers

 **220칼로리
2인분**

빨강 또는 노랑 파프리카
2개, 2등분하여 씨 제거
한 것
올리브유 정어리 통조림
1통(95g)
방울토마토 6개, 2등분
한 것
케이퍼 1큰술
마늘 2쪽, 얇게 썬 것
엑스트라 버진 올리브유
1큰술
천연발효 통밀빵 2조각,
구운 것(선택 사항, 144
칼로리 증가)

정어리는 건강에 아주 좋지만 모든 사람의 입맛에 맞는
식재료는 아니다. 이 레시피를 사용하면 정어리의 짭짤한
맛을 파프리카의 달콤하고 풍부한 즙으로 감싸 맛있게 즐
길 수 있다.

1 오븐을 180℃(팬 오븐은 160℃ 또는 온도 단계 4)에 맞추고
   예열한다.
2 작은 베이킹 팬에 2등분한 파프리카를 놓고 그 위에 정
   어리를 골고루 올린다. 정어리 통조림에 담긴 올리브유
   를 뿌린다.
3 방울토마토, 케이퍼, 마늘을 골고루 얹고 간을 약간 한다.
4 팬을 오븐에 넣고 파프리카의 가장자리 부분이 노르스
   름해질 때까지 15~20분 정도 굽는다.
5 천연발효 통밀빵 위에 구운 파프리카를 올린다(천연발
   효 통밀빵 토스트를 곁들이는 경우).

팁
정어리 통조림에 들어 있는 올리브유의 양이 항상 같은
것은 아니다. 피망 위에 뿌릴 올리브유는 2큰술 정도면 충
분하다.

아보카도 병아리콩 샐러드

Minted Avocado and Chickpea Salad

 **350칼로리
4인분**

샐러드 재료
아보카도 2개, 껍질 벗기고 씨를 제거한 뒤 얇게 자른 것
병아리콩 통조림 1통 (400g), 병아리콩만 건져내고 통조림 속 국물은 3큰술 따로 덜어둘 것
적양파 1/2개, 얇게 썬 것
청경채 4개, 다듬어서 자른 것
방울토마토 16개, 2등분한 것
브라질너트 8개, 다진 것

머스터드 민트 라임 드레싱 재료
라임 1개의 제스트
라임 2개의 즙
엑스트라 버진 올리브유 4큰술
디종 머스터드 1작은술
민트 2큰술, 곱게 다진 것

병아리콩은 단백질뿐 아니라 복합탄수화물의 좋은 공급원이다. 또한 혈당 스파이크 없이 칼로리를 서서히 소모시킨다.

1 병아리콩 통조림 국물, 라임 제스트, 라임즙, 올리브유, 디종 머스터드, 민트 다진 것을 골고루 섞어 드레싱을 만들고 적당히 간을 한다.
2 브라질너트를 제외한 모든 샐러드 재료를 커다란 요리용 볼에 넣은 뒤 드레싱을 붓고 골고루 섞는다.
3 마지막에 다진 브라질너트를 뿌린다.

단식하지 않는 날
1인분의 양을 두 배로 늘린다.

미소된장 가지 스테이크

Miso Aubergine 'Steaks' with Roasted Carrots and Cashews

 **315칼로리
2인분**

당근 200g, 길게 자른
것
올리브유 3큰술
캐슈너트 30g
가지 1개, 다듬어 1cm 두
께의 스테이크 모양으로
썬 것
미소된장 2작은술
라임 1/2개의 즙
시금치 100g

이 레시피에서 올리브유의 양을 줄이고 싶다는 유혹에 넘
어가지 말자. 올리브유에 들어 있는 건강에 아주 좋은 지
방은 풍부한 식감과 맛을 더할 뿐 아니라 포만감도 더 오
래 지속되도록 돕는다.

1 오븐을 200℃(팬 오븐은 180℃ 또는 온도 단계 6)에 맞춰 예
  열한다. 손질한 당근을 베이킹 팬에 깔고 올리브유 1큰
  술을 뿌린 뒤 노릇노릇해질 때까지 15~20분 정도 굽
  는다. 마지막 5분은 캐슈너트를 넣고 굽는다.
2 당근을 굽는 동안 가지의 양면에 미소된장을 골고루
  바른다. 남은 올리브유는 들러붙지 않는 커다란 팬에
  두르고 중불에서 가지의 양면이 살짝 노릇해질 때까지
  알맞게 굽는다.
3 불을 끄기 몇 분 전, 가지에 라임즙을 골고루 뿌린 다음
  시금치를 넣고 숨이 죽을 때까지 1~2분 정도 기다린다.
4 마지막으로 구운 당근을 넣고 소금과 후추를 약간 뿌
  린다.

팁
이 가지 스테이크는 감칠맛이 대단해서 샐러드나 어떤 삶
은 채소(32칼로리)든 곁들여 먹을 수 있다.

보다 알찬 한 그릇
녹색 또는 색깔 있는 잎채소를 사이드 샐러드(드레싱을 넣지
않으면 칼로리는 미미)로 추가한다.

가지 스테이크를 추가한다. 삶은 콩에 버터를 소량 넣거나 올리브유를 뿌려서 곁들여도 좋고, 퓌 렌틸콩 같은 콩류 또는 현미 같은 통곡물 삶은 것을 3큰술 추가하는 방법도 있다.

비트 적양파 고등어 샐러드
Mackerel, Beetroot and Red Onion Salad

349칼로리
4인분

비트 500g, 다듬고 껍질
벗겨 V자형으로 자른 것
올리브유 2큰술
커민씨 1작은술
적양파 2개, V자형으로
자른 것
마늘 2쪽, 곱게 다진 것
훈제 고등어 살코기 3조
각, 껍질 벗기고 큼직하
게 자른 것 (약 250g)
케이퍼 1큰술, 대충 다진
것(선택 사항)
사과식초 1큰술
신선한 딜 또는 민트 가
지 3~4개, 다진 것
신선한 파슬리 1줌,다진
것
루꼴라(또는 물냉이와
루꼴라를 섞은 것) 150g

기름기 많은 생선 중 최고로 꼽히는 고등어에 들어 있는
오메가3를 즐겨보자. 이미 조리되어 있거나 가시를 제거
한 살코기 부위를 이용하는 한결 손쉬운 레시피다.

1 오븐을 200℃(팬 오븐은 180℃ 또는 온도 단계 6)에 맞추고
   예열한다.
2 오븐 팬에 비트를 놓고 그 위에 올리브유 1큰술을 끼얹
   은 다음 커민씨를 골고루 뿌린다. 호일로 덮고 45분 동
   안 구운 뒤 호일을 벗겨내고 양파와 마늘을 넣어 섞는다.
   채소가 부드러워질 때까지 15~20분 정도 더 굽는다.
3 오븐에서 꺼낸 뒤 남은 재료와 함께 커다란 요리용 볼에
   옮겨 담는다. 모든 재료를 살살 섞은 뒤 그릇에 담는다.

보다 알찬 한 그릇
구운 호두 다진 것을 2큰술(80칼로리) 추가한다.

단식하지 않는 날
삶은 현미나 불구르(bulgur wheat, 반쯤 삶아서 말린 밀_옮긴이)
2~3큰술을 추가한다.

렌틸콩 석류 페타 치즈 샐러드

Lentil, Pomegranate and Feta Salad

 395칼로리
2인분

샐러드 재료
삶은 퓌 렌틸콩 1봉지
(250g)
석류씨 2큰술
오이 1/2개, 2등분해서
씨 제거하고 작게 썬 것
페타 치즈 100g, 네모꼴
로 썬 것
마늘 1쪽, 곱게 다진 것
신선한 민트 잎 6~8장,
찢은 것

드레싱 재료
엑스트라 버진 올리브유
2큰술
레몬 1/2개의 즙
통곡물 머스터드
1작은술

하루 종일 활력을 주는 화려한 색감의 맛 좋은 샐러드 레시피다.

1 드레싱 재료는 한데 모아 소금과 후추를 약간 넣고 골고루 섞는다.
2 커다란 요리용 볼에 퓌 렌틸콩, 석류씨, 오이를 넣고 페타 치즈를 으깨듯 뿌린다.
3 마늘 다진 것과 민트잎을 넣고 뒤섞는다.
4 샐러드에 드레싱을 골고루 뿌린 다음 잘 섞어 그릇에 담는다.

보다 알찬 한 그릇
구운 아몬드 플레이크 또는 헤이즐넛 플레이크 1큰술(약 100칼로리)을 샐러드 위에 뿌린다. 차가운 고기 슬라이스나 훈제 생선 1인분을 추가해도 좋다.

파스타 페스토 샐러드
Pasta and Pesto Salad Jar

 495칼로리
1인분

페스토 1+1/2큰술
통밀 파스타 삶아서 식힌 것 2큰술(글루텐을 함유하지 않은 대체 재료로 콩 파스타 또는 렌틸콩 파스타도 사용 가능).
펜넬 50g, 잘게 썬 것
방울토마토 75g, 2등분한 것
페타 치즈 50g, 네모꼴로 썬 것
루꼴라 또는 시금치 작은 1줌
구운 호박씨 1큰술

신선하고 건강에 좋은 홈메이드 샐러드를 밖에서도 즐길 수 있는 완벽한 레시피다. 뚜껑이 꼭 맞는 유리 용기나 도시락통만 준비하면 된다.

1 도시락통 또는 커다란 유리 용기의 바닥에 페스토와 삶은 파스타를 넣고 잘 섞는다.
2 펜넬과 방울토마토를 넣는다.
3 페타 치즈를 넣어 섞은 다음 루꼴라나 시금치, 호박씨를 차례로 넣는다. 뚜껑을 닫고 먹기 전까지 냉장 보관한다(하루 정도 보관 가능).

팁
접시에 옮겨 담지 않을 거라면 샐러드 재료는 넣거나 꺼내기 편하게 입구가 넓은 유리 용기에 담아두자.

보다 알찬 한 그릇
251쪽을 참조하여 맛있는 재료를 더해보자.

통보리 호박씨 샐러드

Pearl Barley and Pumpkin Seed Salad

 340칼로리
2인분

샐러드 재료
통보리(또는 통스펠트
밀) 100g
작은 적양파 1/2개, 곱게
다진 것(또는 차이브 1
줌)
구운 호박씨 1큰술
니젤라씨 또는 참깨
1작은술
작은 사과 1/2개, 심을 제
거하고 네모꼴로 썬 것

드레싱 재료
고지방 그릭요거트
1큰술
올리브유 1큰술
레몬 1개의 즙, 1/2개의
제스트
마늘 1쪽, 으깬 것
신선한 딜 또는 민트
1/2큰술, 다진 것

표면이 매끄럽고 견과류 향이 살짝 나는 통보리는 몸에
좋은 통곡물로, 소스나 드레싱을 잘 흡수할 뿐만 아니라
우리 몸 속 장내 미생물들도 좋아할 식재료다.

1 그릇에 드레싱 재료를 담고 소금과 갓 갈아놓은 후추
   를 약간 뿌린 뒤 골고루 섞는다.
2 포장지의 설명대로 물을 넉넉히 붓고 통보리를 삶는다
   (대개 40분 정도).
3 통보리가 알덴테 상태로 익으면 건져내서 차가운 물에
   살짝 헹군다. 그릇에 담긴 드레싱에 통보리와 함께 적
   양파, 호박씨, 니젤라씨, 사과를 넣는다.

단식하지 않는 날
단백질을 추가하고(251쪽 참조) 샐러드의 양을 두 배로 늘
린다.

중국식 연어 볶음
Speedy Chinese Salmon Stir-Fry

360칼로리
2인분

코코넛 오일 또는 카놀라유 1큰술
생강 1cm, 껍질 벗겨서 곱게 다지거나 강판에 간 것
중국식 볶음요리용 채소 1봉지(250g)
칠리소스 양념이 된 연어 살코기 2조각 (약 180g) (팁 참조)
진간장 1큰술
미림 또는 청주나 셰리주 1큰술

정말로 웍을 달궈 재료를 넣고 볶은 다음 내놓는 레시피다.

1 센 불에 웍을 올린다. 웍에서 연기가 나기 시작하면 코코넛 오일 또는 카놀라유를 두르고 곧바로 생강과 채소를 넣은 뒤 후춧가루를 넉넉히 뿌린다.
2 웍을 힘차게 움직이며 2~3분 정도 재료를 볶은 다음 연어를 넣는다.
3 불을 줄이고 진간장, 미림, 물 1큰술을 넣는다. 채소는 익었지만 아삭아삭한 식감은 살아 있고 연어는 속까지 충분히 데워질 때까지 몇 분 더 볶는다.
4 불을 끄고 볶은 재료를 그릇에 담는다.

팁
칠리소스 양념이 된 연어 살코기를 구할 수 없다면 익힌 연어 살코기에 칠리 플레이크를 뿌린 다음 웍에 넣어 조리한다. 풍미를 더하려면 마지막에 고수잎 다진 것 1줌과 칠리 플레이크 1/2작은술을 뿌린다.

단식하지 않는 날
연어의 양을 두 배로 늘리고 통밀면이나 소바면을 보통 기준량으로 추가한 뒤 구운 참깨 1큰술과 캐슈너트 1줌을 뿌린다.

든든한 한 끼

전반적으로 봤을 때 든든한 한 끼는 가벼운 한 끼에 비해 푸짐하고 일부 레시피는 준비 시간이 더 걸릴 수도 있다. 점심과 저녁 중 어느 쪽을 든든한 한 끼로 할 것인지는 각자에게 달려 있다. 하지만 일반적으로 든든한 한 끼를 일찍 먹는 편이 체중 관리와 신진대사에 보다 좋다.

초리조를 넣은 스페인식 가지 스튜
Spanish Aubergine Stew with Chorizo

 390칼로리
2인분

올리브유 3큰술
양파 1개, 잘게 썬 것
양송이버섯 120g, 얇게
썬 것
가지 1개, 잘게 썬 것
허브 믹스 1작은술
초리조 100g, 잘게 썬
것
마늘 2쪽, 얇게 썬 것
**잘게 다진 토마토 통조
림** 1통(400g)

지중해식 풍미가 가득한 진하고 영양가 높은 스튜 레시
피다.

1 뚜껑 있는 냄비에 올리브유를 두르고 양파를 넣는다.
   중불에서 4~5분 정도 볶아 양파 향을 낸 다음 버섯, 가
   지, 허브 믹스, 초리조를 넣는다.
2 재료가 살짝 노릇노릇해질 때까지 자주 뒤섞어주면서
   5분 정도 볶다가 마지막에 마늘을 넣는다.
3 다진 토마토와 물 1/2컵을 넣고(스튜의 농도가 묽어질 만큼)
   가끔 휘저으면서 40분 정도 뭉근하게 끓인다.
4 삶은 녹색 채소를 곁들인다.

단식하지 않는 날
양을 두 배로 늘리고 삶은 현미나 퀴노아 2~3큰술을 추
가한다. 또는 다진 토마토 통조림을 끓일 때 잘게 썬 땅콩
호박 2줌 정도를 넣는다.

으깬 콩과 발사믹 돼지고기 스테이크

Balsamic Fried Pork Steak with Garlicky White Bean Mash

 470칼로리
2인분

으깬 콩 요리 재료
(230칼로리)
올리브유 2큰술
작은 양파 1개, 잘게 썬
것
마늘 2쪽, 잘게 썬 것
카넬리니콩(또는 다
른 흰색 콩) **통조림** 1통
(400g). 통조림 속 국물
은 따로 덜어둘 것
신선한 로즈마리 잔가지
2〜3cm. 잎만 잘게 다
진 것

스테이크 재료
(240칼로리)
올리브유 1/2큰술
스테이크용 돼지고기
175g짜리 2조각
발사믹 식초 1큰술

육즙이 풍부한 돼지고기 스테이크와 으깬 콩이 어우러져
반전의 맛을 선보이는 레시피다.

1 으깬 콩 요리를 만들기 위해 냄비에 올리브유를 두르
고 달군 다음 양파 다진 것을 넣고 반투명해질 때까지
5분 정도 볶는다. 마늘 다진 것을 넣고 1분 정도 더 볶
은 뒤 콩과 통조림 국물을 붓고 가끔 저어주면서 10분
정도 뭉근하게 끓인다.

2 콩 혼합물에 로즈마리를 넣고 말돈(Maldon) 소금 적당
량과 갓 갈아놓은 후추를 살짝 뿌린 다음 힘껏 으깬다.

3 그 사이 프라이팬을 중불에 올리고 올리브유를 두른
다음 스테이크용 돼지고기를 넣는다. 양면이 노르끄레
해지고 육즙이 흘러나오지 않을 때까지 한 차례 뒤집
어주면서 10〜12분 정도 알맞게 굽는다.

4 돼지고기 스테이크 위에 발사믹 식초를 뿌리고 으깬
콩과 함께 초간단 채소 요리(244쪽 참조)를 넉넉히 곁들
인다.

단식하지 않는 날
머스터드 호두 치커리 구이(247쪽 참조)처럼 채소를 이용한
사이드 메뉴를 추가한다.

포르치니 버섯 소스 스테이크

Steak with Porcini Mushrooms

 **240칼로리
2인분**

말린 포르치니 버섯 15g
올리브유 1큰술
큰 적양파 1개, 얇게 썬
것
양송이버섯 150g, 얇게
썬 것
옥수수 가루 2작은술
스테이크용 채끝등심
100g짜리 2조각(팁 참
조)

스테이크가 단백질과 철분의 훌륭한 공급원이라면 포르치니 버섯은 섬유질이 매우 풍부하면서도 칼로리는 아주 낮은 식재료다. 이 레시피에서 포르치니 버섯은 소스에 살짝 상쾌한 '숲'의 맛을 더해 맛깔스러운 조합을 만들어낸다.

1 작은 요리용 볼에 포르치니 버섯을 넣고 버섯이 잠길 만큼 끓는 물을 부은 뒤 10분 정도 그대로 둔다.
2 올리브유를 두르고 달군 프라이팬에 양파를 넣어 3분 정도 볶고 나서 양송이버섯을 넣는다. 중불에서 4~5분 정도 더 볶는다.
3 옥수수 가루를 부은 다음 포르치니 버섯과 버섯 담가 둔 물을 차례대로 넣고, 자주 저어주며 소스가 걸쭉해질 때까지 계속 끓인다. 소스가 너무 걸쭉한 것 같으면 물을 조금 넣는다.
4 소스가 만들어지는 동안 각자 기호에 맞게 그릴이나 프라이팬에 스테이크를 굽는다.
5 스테이크에 버섯 소스를 붓고 삶은 녹색 채소를 곁들인다.

팁
우리 집에서는 보통 225g짜리 스테이크 1팩을 사서 2등분한다(조금 늘어날 칼로리는 걱정하지 않는다).

보다 알찬 한 그릇
으깬 콩 콜리플라워(250쪽 참조)를 추가한다.

단식하지 않는 날
삶거나 구운 당근을 곁들이거나 사이드 채소에 올리브유를 약간 뿌린다.

저탄수화물 치킨 볶음

Low-Carb Stir-Fried Peppered Chicken

 **460칼로리
2인분**

닭다리 200g, 뼈와 껍질을 제거하고 작게 썬 것
간장 2큰술
생강 1cm, 껍질 벗기고 강판에 간 것
옥수수 가루 2작은술
중국 요리용 5가지 향신료 믹스 1/2작은술
코코넛 오일 또는 버진 카놀라유 2큰술
중국식 볶음요리용 채소 1봉지(250g)
구운 캐슈너트 50g

시간이 없을 때 제격인 담백한 볶음 요리 레시피다.

1 비금속성 요리용 볼에 닭고기 작게 썬 것과 간장 1/2큰술, 생강, 옥수수 가루, 향신료 믹스를 넣고 후추를 넉넉히 갈아 뿌린다. 재료를 골고루 섞은 다음 닭고기에 양념이 배도록 10분 정도 그대로 둔다.

2 유리그릇에 남은 간장 1+1/2큰술과 뜨거운 물 100ml를 섞는다.

3 뜨겁게 달군 웍이나 커다란 프라이팬에 코코넛 오일 또는 카놀라유를 두른 다음 재워둔 닭고기를 넣는다. 닭고기 표면이 노릇노릇하게 익을 때까지 3~4분 정도 볶는다.

4 중불로 줄이고 손질한 채소를 넣은 다음 간장물을 붓고 2분 정도 더 볶는다. 그릇에 담고 캐슈너트를 뿌린다.

보다 알찬 한 그릇
코코넛 콜리라이스(240쪽 참조, 105칼로리 증가) 또는 제로 칼로리면(212쪽 참조)을 곁들인다.

소시지 버섯 볶음

Sausage and Mushrooms with Spring Greens

 **545칼로리
2인분**

올리브유 2큰술
**육류 함량이 높은 소시
지** 4개
양파 1개, 얇게 썬 것
버섯 200g, 잘게 썬 것
마늘 1쪽, 다진 것
어린양배추잎 200g,
잘게 썬 것
사과식초 1큰술

육류 함량이 높은 좋은 소시지를 재료로 하여 프라이팬 하나에 조리하는 레시피다. 칼로리는 물론 매우 높지만 아침식사 또는 가벼운 한 끼용으로 여전히 각광받고 있다.

1 중불에 커다란 프라이팬을 놓고 올리브유를 두른 다음 소시지가 노릇노릇해질 때까지 자주 뒤집어주면서 굽는다.
2 양파와 버섯을 넣고 2~3분 정도 계속 뒤섞으며 볶는다.
3 마늘, 어린양배추잎, 사과식초를 넣고 물 1~2큰술을 붓는다.
4 프라이팬의 뚜껑을 덮고 4~5분 정도 더 끓이면서 사이사이 재료를 뒤섞어준다.
5 간을 살짝 한 다음 머스터드를 곁들여 내놓는다.

단식하지 않는 날
퓌 렌틸콩이나 퀴노아, 통보리 삶은 것 2~3큰술을 추가한다.

렌틸콩 코코넛 치킨 커리

Chicken, Coconut and Lentil Curry

 360칼로리
4인분

코코넛 오일 또는 버진
카놀라유 2큰술
큰 양파 1개, 잘게 썬 것
커리 가루 1큰술
생강 2cm, 껍질 벗기고
잘게 썬 것
닭다리 4개, 뼈와 껍질
제거하고 한 입 크기로
자른 것
말린 렌틸콩 100g
코코넛 밀크 400ml
라임 2개의 즙
빨강 또는 녹색 파프리
카 1개, 씨 제거하고 얇
게 썬 것

몸 안팎의 건강을 유지시켜주는 맛있는 렌틸콩을 곁들인
손쉬운 치킨 커리 레시피다.

1 중간 크기의 냄비에 코코넛 오일이나 버진 카놀라유를
   두르고 달군 뒤 양파를 넣고 4∼5분 정도 볶는다.
2 커리 가루와 생강을 넣고 1∼2분 정도 더 볶은 다음 닭
   다리를 넣는다. 2∼3분 정도 볶다가 렌틸콩, 코코넛 밀
   크, 라임즙을 넣는다.
3 서서히 끓이다가 불을 줄이고 뚜껑을 덮은 다음 10분
   정도 약불에 그대로 둔다. 가끔씩 저어주고 필요하면
   물을 추가한다.
4 얇게 썬 파프리카를 넣고 뚜껑을 덮은 채 다시 20분 정
   도 더 끓인다.

보다 알찬 한 그릇
삶은 깍지완두 또는 풋강낭콩(칼로리 미미)과 코코넛 콜리
라이스(240쪽 참조, 105칼로리 증가)를 곁들인다.

단식하지 않는 날
삶은 현미, 라이타(251쪽의 '그 외 간단히 추가할 수 있는 식재료들'
참조), 삶은 달걀 다진 것 2∼3큰술을 곁들인다.

칠리 라임 참치
Chilli Lime Tuna with Beans and Diced Mango

 490칼로리
2인분

올리브유 3큰술
마늘 1쪽, 잘게 썬 것
붉은 고추 1/2개 씨 제거
하고 잘게 썬 것 (또는 칠
리 플레이크 1/2작은술)
카넬리니콩 통조림 1통
(400g), 콩만 건져내고
통조림 국물 2큰술 정도
는 덜어둘 것
생 파슬리 1다발,
다진 것
적양파 작은 것 1/2개,
아주 곱게 썬 것
참치 통조림 1통(160g)
에서 건져낸 참치
라임 1개의 즙
망고 작은 것 1/2개, 껍
질 벗기고 잘게 다진 것
시금치 2줌

카넬리니콩은 몸에 좋은 복합탄수화물로 혈당을 낮추고 장내 미생물을 키우는 효능이 있다. 역시나 건강에 좋은 효능이 풍부한 올리브유는 콩의 풍미를 살려주는데, 비교적 저탄수화물 식단에 넣어 즐길 때는 칼로리 면에서도 별 문제가 되지 않는다.

1 프라이팬에 올리브유를 두르고 달군 다음 마늘과 고추를 넣고 1분간 살짝 볶는다. 카넬리니콩을 넣고 자주 뒤섞으며 2~3분간 뭉근히 끓인다.
2 여기에 파슬리, 적양파, 참치, 라임즙을 넣고 따로 둔 카넬리니콩 통조림 국물 1~2큰술을 넣어 농도를 묽게 한다. 모든 재료가 완전히 익을 때까지 몇 분 더 살짝 끓인다.
3 다진 망고를 넣는다.
4 접시 2개에 시금치를 1줌씩 놓고 뜨거운 참치와 콩을 그 위에 부어 시금치의 숨을 죽인다. 또는 시금치를 전자레인지에 1~2분 정도 돌려 숨을 죽인 다음 접시에 놓고 그 위에 참치와 콩을 붓는다.

팁
망고는 당분이 상당히 높은 과일이지만 섬유질이 많기 때문에 식사에 곁들이면 혈당 스파이크를 줄여준다. 과민성 대장 증후군이 있는 사람의 경우 콩류는 증상을 악화시킬 수 있으므로 콩의 양을 서서히 늘리는 것이 좋다.

보다 알찬 한 그릇
아삭아삭한 식감의 샐러드 또는 삶은 채소(드레싱을 넣지 않으면 칼로리 변화 미미)와 곁들인다.

브로콜리 대구 구이

Peppered Roasted Cod with Nutty Broccoli

 430칼로리
2인분

브로콜리 250g. 송이 부분(줄기 부분 포함)을 세로로 길게 자른 것
헤이즐넛 30g, 다진 것
대구 뱃살 또는 흰 생선살 150g짜리 2조각
아몬드 간 것 1/2큰술
올리브유 1+1/2큰술
레몬즙 소량

아삭아삭한 식감에 영양소와 섬유질이 풍부하고 맛도 정말 좋은 요리 레시피다.

1 오븐을 180℃(팬 오븐은 160℃ 또는 온도 단계 4)에 맞춰 예열한다.
2 오븐 팬에 브로콜리를 넣고 호일로 팬을 덮은 다음 5분 동안 오븐에 굽는다.
3 오븐에서 팬을 꺼내 호일을 벗긴 뒤 브로콜리 사이에 생선살을 놓는다. 브로콜리 위에는 다진 헤이즐넛을, 생선살 위에는 갓 갈아놓은 후추 1작은술과 말돈 소금을 조금 뿌리고 마지막으로 올리브유를 뿌린다.
4 팬을 다시 오븐에 넣어 생선살은 속까지 완전히 익을 때까지, 브로콜리는 약간 갈색이 되고 헤이즐넛은 노릇노릇해질 때까지 10~12분 정도 굽는다.
5 먹기 전에 레몬즙을 뿌린다.

보다 알찬 한 그릇
숨을 죽인 시금치 또는 색깔 있는 잎채소 샐러드 80~100g (칼로리는 드레싱을 넣을 때만 증가한다)을 곁들인다.

단식하지 않는 날
버터 1작은술 또는 엑스트라 버진 올리브유 1/2큰술을 넣고 삶은 시금치 소량 혹은 퀴노아나 현미 삶은 것 2~3큰술을 추가한다.

타이 향신료로 맛을 낸 해덕 찜

Haddock Steamed with Thai Spices

 300칼로리
1인분

청경채 2개, 다진 것
빨강 파프리카 1/2개,
씨 제거하고 다진 것
파 2대, 다듬은 것
레몬그라스 1줄기, 2등
분하여 으깬 것
(선택 사항)
생강 1cm, 껍질 벗기고
얇게 썬 것
마늘 1쪽, 얇게 썬 것
해덕살(또는 흰 생선살)
150g
신선한 고수 2~3줄기
청주 또는 미림이나 셰
리주 2작은술
간장 1작은술
올리브유 1큰술

청경채는 건강에 좋은 장내 미생물의 생성을 촉진하는 좋
은 식재료다.

1 찜통에 청경채, 빨강 파프리카, 파를 넣는다.
2 레몬그라스(선택 사항), 생강, 마늘을 큰 사각형 유산지
  위에 깔고 그 위에 해덕살을 놓는다. 고수와 청주를 골
  고루 뿌리고 간을 약간 한다.
3 유산지를 살짝 말아 해덕살과 허브를 감싼 다음 찜통
  에 넣은 채소 위에 올려놓는다.
4 해덕살이 속까지 완전히 익을 때까지 5~6분 정도 찐다.
5 찜통에서 꺼낸 채소 위에 해덕살을 올리고 유산지에
  생긴 국물과 올리브유, 간장을 그 위에 골고루 뿌린다.

팁
찜통 받침이 있는 냄비가 없다면 생선살과 채소를 유산지
로 감싸 오븐 팬에 놓는다. 팬 바닥에 물 2~3큰술을 넣고
뚜껑이나 호일로 오븐 팬을 덮은 다음 180℃로 예열한 오
븐에 넣은 뒤 채소가 부드러워지고 생선살이 속까지 완전
히 익도록 8~10분 정도 찐다.

단식하지 않는 날
양을 두 배로 늘리고 통곡물면이나 소바면을 약간 곁들
인다.

비건 로건 조시
Vegan Rogan Josh

 310칼로리
4인분

올리브유 3큰술
양파 1개, 다진 것
양파 1개, 링 모양으로 얇
게 썬 것
버터넛 스쿼시 껍질
벗겨서 다진 것 300g
마늘 3쪽, 얇게 썬 것
빨강 파프리카 1/2개,
씨 제거하고 얇게 썬 것
포토벨로 버섯 200g ,
다진 것
병아리콩 통조림 1통
(400g)에서 병아리콩만
건져낸 것
로건 조시 페이스트
2큰술
다진 토마토 통조림
1통(400g)
케일 1줌
신선한 고수 다진 것
2큰술

감자, 쌀밥, 난, 차파티 없이도 커리를 즐길 수 있게 만든
레시피다.

1 올리브유를 두르고 달군 냄비에 링 모양으로 썬 양파를
   넣고 노릇노릇하고 살짝 바삭바삭해질 때까지 8~10
   분 정도 볶는다. 불을 끄고 볶은 양파는 따로 둔다.
2 같은 냄비에 올리브유를 두른 뒤 다진 양파를 2~3분
   정도 살짝 볶은 다음 버터넛 스쿼시, 마늘, 빨강 파프리
   카, 포토벨로 버섯을 넣어 3~4분 정도 함께 볶는다.
3 병아리콩과 로건 조시 페이스트를 넣고, 이어서 다진
   토마토 통조림을 붓는다.
4 냄비에 뚜껑을 덮고 채소가 부드러워질 때까지 15분
   정도 약불에 끓인다. 소스의 농도를 묽게 할 필요가 있
   다면 물을 추가한다.
5 케일을 넣고 2분 정도 끓인 다음 고수를 넣고 간을 살
   짝 한다. 볶은 양파를 커리 고명으로 곁들이고 코코넛
   콜리라이스(240쪽 참조, 105칼로리 증가)를 그릇에 함께 담
   는다.

보다 알찬 한 그릇
구운 캐슈너트 1큰술(20g, 115칼로리 증가)을 추가한다.

단식하지 않는 날
양을 두 배로 늘린다. 코코넛 콜리라이스 대신 삶은 현미
2~3큰술을 추가해도 좋다.

코코넛 콜리라이스와 쉬림프 코르마
Prawn Korma with Coconut Cauli Rice

 320칼로리
4인분

코코넛 콜리라이스 재료
콜리플라워 큰 것 1개,
송이 부분 잘게 부순 것
코코넛 오일 1큰술
말린 코코넛 1큰술

코르마 재료
코코넛 오일 1큰술
큰 양파 2개, 잘게 썬 것
마늘 4쪽, 얇게 썬 것
생강 2cm, 껍질 벗겨
잘게 썬 것
코르마 페이스트 3큰술
코코넛 밀크 400ml
냉동 타이거새우 400g,
해동시킨 것
시금치잎 큰 1줌
고지방 그릭요거트
2큰술
신선한 고수 다진 것
2큰술

은은한 풍미와 건강에 좋은 지방이 풍부한, 부드러운 인기 커리 레시피다.

코코넛 콜리라이스

1 푸드 프로세서에 콜리플라워를 넣고 쌀과 같은 점성이 되도록 고속으로 간다.
2 웍이나 프라이팬에 코코넛 오일을 두르고 달군 다음 콜리플라워 간 것과 말린 코코넛을 넣는다.
3 약불에서 간혹 저어주며 콜리플라워가 부드럽지만 알 덴테의 식감은 살아 있도록 10~12분 정도 익힌다.

쉬림프 코르마

1 냄비에 코코넛 오일을 두르고 달군 다음 양파, 마늘, 생강을 넣고 살짝 노르스름한 빛이 돌 때까지 8~10분 정도 볶는다.
2 코르마 페이스트를 넣고 섞은 뒤 1분 있다가 코코넛 밀크를 붓고 끓인다. 불을 줄이고 소스가 졸아들어 걸쭉해질 때까지 8~10분 정도 더 끓인다.
3 불을 끄고 소스가 부드러워질 때까지 고속의 핸드블렌더로 간다.
4 다시 불을 켜고 새우를 넣는다. 그 상태로 3~4분 정도 뭉근히 끓이다가 시금치와 그릭요거트를 넣고 간을 살짝 한다.
5 커리 위에 고수 다진 것을 뿌리고 코코넛 콜리라이스를 함께 곁들인다.

팁

새우 대신 닭고기를 사용할 수 있다(대체할 수 있는 식재료는
251쪽 참조).

보다 알찬 한 그릇

깍지완두 또는 가는 강낭콩과 라이타(251쪽 참조) 2큰술을
곁들인다.

달과 콜리플라워 구이
Turmeric Roasted Cauliflower with Dhal

 **414칼로리
4인분**

콜리플라워 구이 재료
큰 콜리플라워 1개,
1cm 두께 스테이크 모양
으로 썬 것
올리브유 1큰술
강황 가루 1작은술
마늘 1쪽, 얇게 썬 것

달 재료
코코넛 오일 1/2큰술
양파 1개, 다진 것
붉은 고추 1/2~1개, 씨
제거하고 곱게 썬 것
커민씨 1작은술
마늘 2쪽, 으깬 것
보통맛 커리 가루 1큰술
레드 렌틸콩 250g
저칼로리 코코넛 밀크
400ml
채소 육수 400ml
시금치잎 넉넉히 1줌
신선한 고수 다진 것
2큰술 (선택 사항)
레몬 1/2개의 즙
구운 아몬드 플레이크
2큰술

확실한 포만감과 강렬한 풍미를 즐길 수 있는 레시피다.
식재료 목록이 길지만 모두 집에 있을 법한 것들이니 지
레 겁먹지 말자. 또한 이 요리는 만들기도 아주 쉽다.

1 오븐을 200℃(팬 오븐은 180℃ 또는 온도 단계 6)에 맞추고
  예열한다. 커다란 오븐 팬에 스테이크 모양으로 자른
  콜리플라워와 송이 부분 남은 것을 넣고 올리브유를
  골고루 뿌린다.

2 오븐에 넣어서 15분 동안 구운 콜리플라워를 꺼내 강황
  가루와 마늘을 뿌리고 다시 오븐에 넣은 뒤 콜리플라워
  가 노르스름해질 때까지 10~15분 정도 더 굽는다.

3 그사이 뚜껑 있는 냄비에 코코넛 오일을 두르고 달군 다
  음 양파와 붉은 고추를 넣고 3~4분 정도 살짝 볶는다.

4 커민씨, 마늘, 커리 가루를 넣고 1~2분 정도 더 볶다가
  렌틸콩, 코코넛 밀크, 채소 육수를 차례대로 넣는다. 냄
  비 뚜껑을 덮고 렌틸콩이 부드러워질 때까지 15분 정
  도 뭉근히 끓인다.

5 시금치를 넣고 숨이 죽으면 고수(선택 사항)를 넣고 간을
  살짝 한다.

6 콜리플라워에 골고루 레몬즙을 뿌린 뒤 그 위에 달과
  구운 아몬드 플레이크를 올린다.

팁
달은 두 배 정도의 양을 만들어놓고 여분은 냉동시킨다.

단식하지 않는 날
라이타(251쪽의 '그 외 간단히 추가할 수 있는 식재료들' 참조) 소량
과 비건 로건 조시(239쪽 참조) 1인분을 곁들인다.

채소 사이드 메뉴와
대체 식재료

비전분성 채소에는 건강을 증진시키는 식물성 영양소와 소화기관에 좋은 섬유질이 풍부하므로 많이 섭취할수록 좋다. 그러니 먹고 싶을 때면 언제든지 삶은 잎채소를 마음껏 곁들이자. 버터나 코코넛 오일 또는 올리브유를 1작은술만 넣어도 맛이 상당히 좋아지는 데 반해 칼로리는 조금만 증가할 뿐이다.

전분성 채소는 섭취에 조심할 필요가 있는데 감자와 고구마는 특히나 더 그렇다. 감자와 고구마는 탄수화물 저장고나 마찬가지기 때문에 적어도 하루 800칼로리 초고속 다이어트를 실시하는 중에는 소량만 섭취해야 한다. '으깬 콩 콜리플라워' 부분을 참조해서 으깬 감자나 고구마를 대체할 맛있는 식재료를 찾아보자.

초간단 채소 요리 두 가지

Super-Simple Greens 2 ways

 1인분 기준.
칼로리 계산
필요 없음.

간단한 양배추 찜 재료
양배추 100g, 얇게 썬 것
버터 또는 올리브유
1/2작은술
**니젤라씨 또는 검은 참
깨** 1/4작은술(선택 사항)

어린양배추잎 볶음 재료
**카놀라유 또는 코코넛
오일** 1작은술
생강 1작은술, 잘게 썰거
나 강판에 간 것
어린양배추잎 100g, 곱
게 썬 것
간장 소량

간단한 양배추 찜

양배추가 부드러워질 때까지 3~4분 정도 살짝 찐다. 이
를 접시에 놓고 버터를 얹은 다음 소금과 갓 갈아놓은 후
추로 적당히 간을 한다. 니젤라씨 또는 참깨를 뿌린다(선택
사항).

어린양배추잎 볶음

웍이나 큰 프라이팬에 카놀라유나 코코넛 오일을 두르고
중불에서 센 불로 달군 다음 생강을 넣는다. 여기에 어린
양배추잎을 넣고 부드러워질 때까지 2~3분 정도 볶는다.
소금과 넉넉한 양의 후춧가루를 넣어 적절히 간을 한다.

보다 알찬 한 그릇
깍지완두 또는 가는 강낭콩과 라이타(251쪽의 '그 외 간단히
추가할 수 있는 식재료들' 참조) 2큰술을 곁들인다.

즉석 채소 볶음

Instant Vegetable Stir-Fry

 210칼로리
1인분

카놀라유 또는 코코넛
오일 1큰술
중국식 볶음요리용 채소
1봉지(150g)
작은 마늘 1쪽, 으깬 것
생강 0.5cm, 잘게 썰거
나 강판에 간 것
간장 1/2큰술

번거로운 과정 없이 채소 그 자체를 가벼운 한 끼처럼 즐기거나 사이드 메뉴로 곁들이기에 제격인 레시피다.

1 센 불에 웍을 놓고 달구다가 연기가 나기 시작하면 카놀라유나 코코넛 오일을 두르고 채소를 넣는다.
2 중불로 줄이고 마늘과 생강을 넣는다. 아삭한 식감이 유지되도록 채소는 2~3분 정도만 볶는다.
3 2에 물 1큰술과 간장을 넣고 30초 정도 뒤섞어준 다음 바로 그릇에 담는다.

팁
볶음요리용 채소의 구성이 다르다 해서 칼로리 차이를 걱정할 필요는 없다. 건강에 좋은 칼로리인 데다 대부분은 에너지 전환을 위해 분해되지 않고 소화기관까지 전달되어 장내 미생물의 영양분이 되기 때문이다.

보다 알찬 한 그릇
채소와 더불어 캐슈너트 30g(172칼로리), 참깨 2작은술(60 칼로리), 두부 100g(73칼로리), 닭고기 삶은 것 100g(153칼로리), 냉동 새우 100g 해동시킨 것(79칼로리) 가운데 한 가지 이상을 함께 곁들여보자. 그 밖의 대체 식재료는 251쪽을 참고하자.

간단한 펜넬 무 피클
Quick Pickled Fennel and Radishes

다듬은 펜넬 알뿌리
1/2개
다듬은 무 4개
유기농 사과 식초
2작은술
미림이나 청주 또는 셰리주 1작은술(선택 사항)

아주 빨리 쉽게 만들 수 있고 칼로리도 매우 낮은 피클 레시피다. 생선 요리 위에 얹거나 샐러드의 맛을 한층 더 살릴 때 이용해보자.

1 펜넬과 무는 자른 면이 바닥을 보게 놓고 가능하면 채칼을 이용해서 아주 얇게 썬다. 채칼이 없는 경우 무를 먼저 세로로 2등분한 뒤 자르면 반달 모양으로 얇게 썰기가 한결 쉬워진다.
2 얇게 썬 펜넬과 무를 요리용 볼에 담고 사과 식초와 미림(선택 사항)을 넣는다. 말돈 소금이나 바다 소금 간 것을 넉넉히 넣고 몇 분간 버무린다. 풍미가 제대로 살 수 있게 30분 정도 재워둔다.
3 배어 나온 국물은 먹기 전에 따라낸다.

팁
냉장고에 24시간까지 보관할 수 있다. 사우어크라우트 (248~249쪽 참조)와 같은 방식으로 소화기관에 좋은 장내 미생물을 증식시키진 않는다는 점에 유의하자. 그런 효과를 얻으려면 채소를 더 오랫동안 발효시켜야 한다.

머스터드 호두 치커리 구이
Roasted Chicory with Mustard and Walnuts

 **290칼로리
2인분**
(사이드 메뉴용으로는 4인분)

**중간 크기의 치커리 알
뿌리** 4개(가능하면 붉은
색), 세로로 2등분한 것
올리브유 2큰술
홀그레인 머스터드
2작은술
호두 30g, 대충 다진 것
파르메산 치즈 30g, 강
판에 간 것

불에 그슬린 치커리의 쌉쌀한 맛, 머스터드의 톡 쏘는 맛,
호두의 바삭함은 식감과 풍미의 조합 면에서 군침이 돌게
한다. 치커리는 수용성 섬유질 이눌린이 풍부하니 우리
몸 속 장내 미생물도 좋아할 것이다.

1 오븐을 190℃(팬 오븐은 170℃ 또는 온도 단계 5)에 맞추고
   예열한다. 오븐에서 사용할 수 있는 중간 크기 그릇에
   치커리의 잘린 면이 위로 보이게 놓는다.
2 작은 요리용 볼에 올리브유와 머스터드를 섞은 다음
   치커리에 골고루 바른다.
3 호일로 그릇을 덮은 뒤 오븐에 넣어 15~20분 정도 굽
   는다.
4 그릇을 오븐에서 꺼내 호두와 파르메산 치즈를 뿌리고
   후춧가루를 넉넉히 넣는다.
5 치커리의 가장자리가 노릇해질 때까지 10분 더 굽는다.

보다 알찬 한 그릇
시금치 큰 1줌을 접시 위에 놓고 그 위에 구운 치커리를 얹
거나 들러붙지 않는 프라이팬에 몇 분 볶아서 미리 숨을
죽인 뒤 곁들인다.

단식하지 않는 날
삶은 현미나 퀴노아 2~3큰술을 추가한다. 구운 치커리를
포르치니 버섯 소스 스테이크(232쪽)나 브로콜리 대구 구이
(237쪽)와 같은 다른 요리의 사이드 메뉴로 곁들여도 좋다.

흰 양배추와 적양파
사우어크라우트를 만드는 두 가지 방법
White Cabbage and Red Onion Sauerkraut 2 ways

적은 비용으로 빠르고 손쉽고 재미있게 만들 수 있으면서 우리 몸 속 장내 미생물도 좋아할 발효식품 레시피다. 이 두 가지 사우어크라우트는 약간 아삭한 식감에 새콤달콤하고 짭짤하며 톡 쏘는 풍미를 갖고, 거의 모든 짭짜름한 음식과 잘 어울린다.

 180칼로리
전체 레시피 기준

중간 크기의 흰 양배추
1/2개, 딱딱한 심 부분
제거하고 세로로 4등분
하여 얇게 썬 것
적양파 1+1/2개, 2등분
해서 얇게 썬 것
**바다 소금 또는 코셔 소
금** 1/2큰술
캐러웨이씨 1작은술
**뚜껑이 꼭 맞는 유리 용
기** 250ml짜리 2개

풍미가 강하고 칼로리는 아주 낮은 사우어크라우트의 대표주자다. 캐러웨이의 향을 느낄 수 있어 좋지만 커민이나 구운 고수, 머스터드 등 다른 씨를 재료로 자유롭게 시도해봐도 좋다. 피클처럼 곁들여 요리의 풍미를 더해보자.

캐러웨이씨 사우어크라우트

1 커다란 요리용 볼에 양배추, 적양파, 캐러웨이씨를 넣고 섞은 다음 사이사이에 소금을 뿌린 뒤 잘 버무려 절인다. 1~2시간 그대로 둔다.

2 섞어 놓은 채소와 배어 나온 즙을 유리 용기에 담는다.

3 유리 용기에 담을 때는 채소를 눌러주면서 채운다. 용기 맨 위에는 1.5~2cm 정도의 공간을 남긴다. 채소가 충분히 잠기지 않는다면 생수나 소금물(생수 200ml에 바다 소금 1작은술을 희석시킨 것)을 채워도 좋다.

4 채소가 떠오르지 않도록 돌이나 도자기 조각으로 눌러놓는 방법도 있다. 유리 용기 밖으로 내용물이 넘쳐흐르는 경우에 대비해 밀봉한 유리 용기를 쟁반 위에 올려놓고 직사광선을 피해 실온에서 보관한다. 발효 과정에서 생기는 기포가 배출될 수 있도록 처음 며칠은 매일 유리 용기를 열어 채소를 눌러줘야 한다. 입맛에 맞게 발효될 때까지 이 과정을 이틀에 한 번씩 1~2주 정도(대체로 약 1주면 충분) 반복한다.

5 유리 용기를 냉장고에 넣고 2~3개월 보관한다.

220칼로리
전체 레시피 기준

중간 크기의 흰 양배추
1/2개, 딱딱한 심 부분
제거하고 세로로 4등분
한 다음 1.5~2cm 크기
조각으로 자른 것
적양파 1+1/2개, 2등분
해서 얇게 썬 것
**바다 소금 또는 코셔 소
금** 1/2큰술
강판에 간 마늘 2작은술
강판에 간 생강 1작은술
설탕 1작은술
피시소스 또는 간장
1큰술
**입맛에 따라 칠리 플레
이크** 2~4작은술
파프리카 가루 1작은술
**뚜껑이 꼭 맞는 유리 용
기** 250ml짜리 2개

아시아식 사우어크라우트라고 알려진 김치는 맵고 향이
강한 색다른 발효식품으로 한국 요리의 핵심이다. 이 레
시피는 더 순한 맛 버전이다.

순한 김치식 사우어크라우트

1 커다란 요리용 볼에 양배추와 양파를 넣고 섞은 다음
   사이사이에 소금을 뿌린다. 소금에 절여지게 잘 버무
   리고 2시간 정도 그대로 둔다.
2 마늘과 생강을 넣고 잘 섞는다.
3 앞에서 소개한 사우어크라우트 레시피 2~4단계를 그
   대로 따른다.
4 사나흘 후 설탕, 피시소스(또는 간장), 칠리 플레이크, 파
   프리카 가루 등 남은 양념 재료를 살살 섞어 넣는다(먼
   저 넣은 양념만으론 양배추의 발효 효과가 아주 크지 않기 때문에
   이 양념들을 나중에 조금 더 첨가할 수도 있다).

팁
오믈렛 또는 차가운 고기와 함께 먹거나 생선 요리, 샐러
드, 스튜나 수프에 올려서 먹는다.

으깬 콩 콜리플라워

Creamy Cauli and White Bean Mash

 160칼로리
4인분 기준

작은 콜리플라워 1개, 송이 부분을 잘게 자른 것
흰강낭콩 통조림 1/2통 (200g), 흰강낭콩만 건져내고 통조림 국물 2큰술은 덜어둘 것
체다 치즈 50g
올리브유 2큰술

이 요리는 전분 많은 감자를 대체하기에 제격이다. 포만감을 더 오래 지속시킬 뿐 아니라 혈당 스파이크를 줄여준다. 이 두 가지는 체중 감량에서 중요한 요소다.

1 콜리플라워가 부드러워질 때까지 흰강낭콩과 함께 10~12분 정도 삶는다.
2 삶은 콜리플라워와 흰강낭콩을 나머지 재료와 함께 푸드 프로세서에 넣고 덩어리가 생기지 않도록 충분히 섞는다. 경우에 따라 통조림 국물 1~2큰술을 넣어서 농도를 맞춘다. 소금과 후추로 알맞게 간을 한다.

보다 알찬 한 그릇
깍지완두 또는 가는 강낭콩과 라이타(251쪽 참조) 2큰술을 곁들인다.

그 외 간단히 추가할 수 있는 식재료들

And for those little extras...

이 책에 소개된 레시피 대부분에는 단식하지 않는 날에 맞춰 응용하는 방법이나 보다 알찬 한 그릇으로 만드는 방법이 포함되어 있다. 다음은 그 외에 단백질 함량을 늘리거나 포만감을 더 높이기 위해 간단히 추가할 수 있는 식재료들이다.

- **구워서 다진 베이컨** 1큰술(약 7g, 23칼로리)
- **초리조** 1큰술(10g, 29칼로리)
- **버섯** 40g을 올리브유 1작은술에 4~5분 볶은 것(63칼로리)
- **치즈 간 것** 1큰술(약 10g, 41칼로리)
- **할루미 치즈** 30g를 얇게 썰어 올리브유 1작은술에 살짝 볶은 것(145칼로리)
- **통조림에 든 참치** 45g(85칼로리)
- **견과류** 1줌(호두, 아몬드, 헤이즐넛 각 10g, 195칼로리)
- **삶은 닭가슴살** 75g(115칼로리)
- **냉동 새우** 75g 해동시킨 것(59칼로리)
- **두부** 100g(73칼로리)
- **참깨** 2작은술(약 10g, 60칼로리)
- **고지방 그릭요거트** 1큰술(40g, 37칼로리). 칼로리가 늘어도 납득이 된다.
- **체다 치즈** 30g(성냥갑 크기 정도, 124칼로리)
- **양파 튀김**(2인분): 작은 양파 1개를 링 모양으로 잘라 올리브유 1큰술에 약간 바삭하고 노릇노릇해질 때까지 자주 뒤집어주면서 튀긴다(1인분 기준 60칼로리).
- **라이타**(2인분): 작은 요리용 볼에 고지방 그릭요거트 4큰술, 작은 오이 1/4개 강판에 간 것, 커민씨 소량을 넣고 섞는다(1인분 기준 97칼로리).
- **올리브유 사과식초 드레싱**(2인분): 엑스트라 버진 올리브유 2큰술에 사과식초 1큰술, 소금 약간, 갓 갈아놓은 후추를 넣고 섞는다(1인분 기준 100칼로리). 드레싱은 샐러드에만 어울리는 것이 아니라 브로콜리와 녹색 잎채소의 맛을 살리는 좋은 수단이기도 하다.
- **올리브유**: 가능하면 품질이 좋은 엑스트라 버진 올리브유를 이용하고, 여기저기 추가로 넣는 올리브유의 칼로리 계산은 신경 쓰지 말자. 올리브유는 음식 맛을 좋게 하고, 우리 몸은 비타민 흡수와 에너지를 얻기 위해 올리브유를 필요로 한다. 지방 때문에 살이 찌는 것이 아니라는 점을 기억하자.

통곡물과 콩
Wholegrains and Pulses

통곡물과 콩은 칼로리가 제법 높다. 하지만 복합탄수화물이며 장내 미생물을 키우는 섬유질도 다량 함유하고 있어 염증을 줄이고 혈당을 낮추며 건강 개선 물질을 생산하는 효능이 있다. 곡물과 콩은 대량으로 조리해서 1인분씩 냉동시켜 놓는 것을 권한다. 풍미를 더하려면 조리할 때 고형 육수를 사용한다.

콩은 채식주의자들에게 특히 훌륭한 단백질 공급원이기도 하다. 단식하는 날에는 2큰술, 단식하지 않는 날에는 3큰술 정도의 콩을 추가하자.

- **삶은 현미**: 1큰술(15g) 기준 21칼로리
- **삶은 퀴노아**: 1큰술(15g) 기준 18칼로리
- **삶은 불구르**: 1큰술(15g) 기준 13칼로리
- **삶은 퓌 렌틸콩**: 1큰술(15g) 기준 18칼로리
- **삶은 통보리**: 1큰술(15g) 기준 19칼로리

보조 간식거리

단식일이라 해서 모든 음식을 금지하는 것은 아니기 때문에 몇 가지 (적당한) 간식거리를 포함시켰다. 간식은 식사 후 바로 먹는 것이 가장 좋다. 혈당 스파이크를 덜 일으키고 지방으로 축적될 가능성이 적기 때문이다. 끼니와 끼니 사이에 이런 간식거리를 먹으면 혈당 수치가 올라가 인슐린 생성을 촉진하고 몸에서 지방을 연소시키는 과정이 중단된다.

루바브 생강고
Stewed Rhubarb and Ginger

 40칼로리
4인분

루바브 400g, 다듬어
1~2cm 크기로 썬 것
오렌지 1/2개의 즙
설탕에 졸인 생강 3덩이,
시럽에서 건져내 잘게
썬 것

향긋한 생강의 향이 폭발하면서 알싸한 맛이 입안 가득
퍼지는, 비타민 C와 K가 아주 풍부한 간식거리 레시피다.

1　모든 재료를 작은 프라이팬에 넣고 끓인다. 뚜껑을 덮고
　　루바브가 부드러워지도록 2~3분 정도 뭉근히 끓인다.
2　뜨겁거나 차갑게 혹은 미지근한 상태에서 고지방 그릭
　　요거트 1큰술(37칼로리) 또는 코코넛 요거트처럼 유제품
　　이 함유되지 않은 요거트를 함께 곁들인다.

팁
자신 혹은 가족 중 누군가 설탕에 절인 생강에 중독되어
있다면 가급적 보이지 않는 곳이나 냉장고 안쪽 깊숙이
보관한다. 루바브는 저장하기 좋으니 제철이 되면 냉장고
를 생 루바브로 가득 채워보자.

보다 알찬 한 그릇
견과류 작은 1줌(약 15g, 100칼로리)을 추가한다.

바나나 크랜베리 바
Banana and Cranberry Lunchbox Bars

 1개 기준 195 칼로리

부드러운 대추야자 50g
설익은 바나나 2개
코코넛 오일 75g,
녹인 것
으깬 귀리 100g
아몬드 100g, 간 것
말린 크랜베리 50g
피칸 30g, 다진 것

점심식사용으로 직장에 가져가거나 아침에 늦었을 때 종종 식사 대용으로 간단히 먹기에 좋다. 이 레시피는 12개 제조 시를 기준으로 한 것이다.

1 오븐을 200℃(팬 오븐은 180℃ 또는 온도 단계 6)에 맞추고 예열한다. 20cm 크기의 정사각형 베이킹 팬에 유산지를 깐다.
2 작은 팬에 물 100ml를 붓고 대추야자를 넣은 뒤 대추야자가 부드러워지거나 물이 거의 다 증발할 때까지 10분 정도 끓인다.
3 대추야자를 바나나와 함께 푸드 프로세서에 넣거나 또는 매끄러운 반죽처럼 될 때까지 핸드블렌더로 간다. 대추야자와 바나나 간 것을 요리용 볼에 옮기고 녹인 코코넛 오일을 붓는다. 귀리, 아몬드, 크랜베리, 피칸을 넣고 잘 섞는다.
4 잘 섞인 재료를 미리 준비해둔 베이킹 팬에 쏟은 다음 스푼 뒷면으로 꾹꾹 눌러 팬 가장자리까지 밀어내며 표면을 고르게 만든다.
5 베이킹 팬을 오븐에 넣고 표면이 약간 노릇노릇해질 때까지 20~22분 정도 굽는다. 아직 온기가 남아 있을 때 바 형태로 자르고 10분 정도 식힌다. 식힌 바는 밀폐 용기에 넣어 실온에서 닷새 정도 혹은 냉장 보관한다.

팁
말린 과일이라면 어느 것이든 이 바와 잘 어울린다. 아몬드 대신 헤이즐넛이나 호두를 다져서 사용해도 좋다.

망고 치아시드 라이스 푸딩

Mango Chia Rice Pud

 **149칼로리
4인분**

삶은 현미 3큰술
바닐라 농축액 1작은술
카다멈 깍지 3개의 씨
코코넛 밀크 400ml
메이플 시럽 1/2큰술
(선택 사항)
치아시드 1큰술
망고 1개, 껍질 벗기고
잘게 썬 것

의외로 건강에 좋은 친숙한 맛의 간식이며, 남은 현미를
처리하는 좋은 방법이기도 하다.

1 망고를 제외한 나머지 재료 모두를 작은 냄비에 넣고
   약불에 올린다.
2 걸쭉한 크림처럼 될 때까지 18~20분 정도 뭉근히 끓
   인다. 자주 저어주고 경우에 따라 물을 약간 넣어 농도
   를 맞춘다.
3 토핑으로 얹을 몇 조각을 제외한 망고를 2에 전부 넣는
   다. 따뜻한 상태로 먹거나 냉장고에 넣었다가 차갑게
   먹는다.

팁
흑미나 적미를 이용해도 맛있지만 이 경우엔 조리 시간이
5~10분 정도 길어진다.

단식하지 않는 날
구워서 다진 호두나 아몬드 또는 헤이즐넛 1줌을 뿌린다.

피스타치오 칠리 초콜릿
Chilli Chocolate Thins with Pistachio Crunch

 75칼로리
6~8인분

코코아 함량 70% 이상
의 다크 초콜릿 75g
다진 것
구운 피스타치오 너트
2큰술, 다진 것
칠리 가루 소량

자극적이고 매콤한 맛의 이 초콜릿 간식은 식사 후 입가심으로 먹거나 딸기 혹은 라즈베리에 뿌리면 제격이다.

1 20~30cm 크기의 유산지(또는 랩)를 베이킹 팬이나 실리콘 베이킹 시트에 깐다.

2 물이 살짝 끓는 냄비에 초콜릿이 담긴 요리용 볼을 넣고 자주 저어주면서 초콜릿을 녹인다. 전자레인지를 이용할 경우엔 강 모드로 설정하고 30초마다 작동을 멈춘 뒤 초콜릿을 저어주는 과정을 2분 정도 실행한다.

3 칠리 가루를 넣어 섞어준 다음 초콜릿 녹인 것을 유산지 위에 붓는다. 베이킹 팬을 두드려 1~2mm 두께로 평평하게 만들거나 팔레트 나이프로 표면을 고르게 한다.

4 초콜릿 위에 다진 피스타치오 너트를 뿌리고 식힌다. 냉동실에 넣어서 식히면 제일 좋다.

5 완전히 굳으면 여러 조각으로 나눈다.

충분한 수분을
공급하는 음료 레시피

지금부터 소개할 음료들은 칼로리가 거의 없다. 그리고 솔직히 모든 칼로리를 계산할 수도 없는 노릇이고 말이다.

충분한 수분 유지는 몸의 활력을 유지하고 극심한 허기를 줄이는 데 필수적이다. 이상하게 들릴 수도 있지만 사람들은 흔히 가벼운 갈증과 허기를 혼동하곤 한다. 또 갈증이 날 무렵이면 이미 탈수가 진행된 셈이니 미리미리 예방해야 한다.

대부분의 사람들은 800칼로리만 섭취하는 단식일에 0.5~1리터의 수분이 추가로 필요하다. 보통 식사를 통해 흡수하는 수분이 줄어들 뿐 아니라 지방 연소 과정에서도 수분 손실이 있기 때문이다. 날씨가 덥거나 격렬한 운동을 한 날에는 수분도 더 많이 필요하다.

또한 이 음료들은 다음 끼니를 기다리며 근근이 버틸 때 홀짝거릴 수 있는 재미도 준다.

레몬, 라임, 민트, 딸기, 오이 등 다양한 재료를 조합해보자. 충분히 우려내기 위해 냉장고에 오래 둘수록 더 진한 풍미를 즐길 수 있다.

허브티 / 과일차

기호에 따라 뜨겁거나 차갑게 즐길 수 있는 음료

Herbal/fruit teas — can be drunk hot or cold

 1인분 기준

녹차

녹차 티백을 넣은 머그잔에 뜨거운 물을 붓고, 레몬을 살짝 짜서 추가로 향을 더한다.

강황 생강차

생강 1/2cm와 강황 1cm(껍질 벗길 필요 없음)를 얇게 잘라 티백에 담고 머그잔에 넣는다. 향을 더 살리기 위해 바닐라 농축액 두 방울을 추가해도 좋다. 끓는 물을 붓고 5분 이상 우려낸다. 지방이 많은 음식은 커큐민의 흡수를 대폭 끌어올리니 강황 생강차는 식후에 마시는 것이 가장 좋다. 커큐민은 염증을 방지하고 면역력 향상에 도움이 되는 강황 속 활성 성분이다.

레몬 민트차

신선한 민트 잎(또는 민트 티백)을 담은 머그잔에 레몬즙을 넉넉히 짜 넣은 뒤 끓는 물을 부어 5분 이상 우려낸다.

허브를 우려낸 물

타임, 바질, 로즈마리, 세이지, 오레가노 등 신선한 허브 여러 종류를 소량으로 머그잔에 넣거나 말린 허브티를 이용한다. 끓는 물을 붓고 5분 이상 우려낸다. 다양한 허브를 섞어가면서 자신의 취향에 가장 잘 맞는 조합을 찾아보자.

허브티

민트, 페퍼민트, 카모마일, 루이보스, 자스민 등 미각을 자극할 수 있는 허브티 몇 종류는 항상 구비해놓자.